Naissance d'une hérésie

les adeptes de la pauvreté volontaire au moyen âge

ÉCOLE PRATIQUE DES HAUTES ÉTUDES — SORBONNE
SIXIÈME SECTION : SCIENCES ÉCONOMIQUES ET SOCIALES
CENTRE DE RECHERCHES HISTORIQUES

Civilisations et Sociétés 6

MOUTON & CO
PARIS • LA HAYE
MCMLXX

TADEUSZ MANTEUFFEL

Naissance d'une hérésie

les adeptes de la pauvreté volontaire au moyen âge

Traduit du polonais par
ANNA POSNER

MOUTON & CO
PARIS • LA HAYE
MCMLXX

Illustration de la couverture d'après un bois gravé populaire imprimé à Lyon en 1609. *B.N.Est.*

Cet ouvrage a été publié à Varsovie sous le titre :
NARODZINY HEREZJI

Introduction

Le souci d'améliorer son sort est le propre de l'homme, qu'il tende à s'assurer de meilleures conditions d'existence ou à parvenir à un degré supérieur de perfection spirituelle. On peut observer, en diverses périodes de l'histoire, des tentatives visant à réaliser ces aspirations, tentatives variées, qui créent un champ propice à l'apparition d'innombrables conceptions idéologiques. Ces dernières, en fonction des circonstances extérieures, ont proposé des règles de vie impératives pour hâter les transformations désirées ; ces changements n'étaient parfois attendus que dans un au-delà des réalités temporelles.

Ce désir d'améliorer les relations entre les hommes, et la recherche de voies propres à satisfaire cette attente n'ont pas été étrangers au christianisme. Issu d'une secte juive égalitaire, dans une atmosphère messianique, il a forgé sa conception du monde à partir des Livres saints du peuple élu. Ceux-ci inculquaient la croyance en une subordination complète de l'homme à Dieu, maître exclusif de la Terre, dont l'homme ne deviendra jamais le propriétaire [1], ne pouvant obtenir sur elle qu'un simple droit d'usage. La coexistence des riches et des pauvres n'est nullement en contradiction avec une

1. « Les terres ne se vendront point à perpétuité, car le pays est à moi, et vous êtes chez moi comme des étrangers et des gens en séjour. » *Lévitique*, XXV, 23 (trad. Crampon).

telle affirmation [1], puisque les uns et les autres jouissent de biens qui ne sont pas leur propriété. Du reste, les concepts de richesse et de pauvreté n'ont, dans l'acception des Livres saints, qu'une valeur relative : on peut tout aussi bien être riche en ne possédant rien, que pauvre en étant à la tête d'une grande fortune [2]. Le trait qui distingue ces deux catégories de personnes réside dans le désir de posséder des biens temporels.

C'est sur ces considérations casuistiques que se fondent la conception de la propriété et celle de la richesse ou de la pauvreté dans le christianisme primitif. Celui-ci recommandait, comme unique voie menant à la perfection, le renoncement volontaire à la possession de biens temporels [3] et interdisait l'accumulation de trésors sur cette terre où « la teigne et la rouille consument et où les voleurs percent et dérobent » [4]. Pourtant, l'homme ne pourrait atteindre à une telle perfection que dans le royaume de Dieu. Les communautés chrétiennes gouvernées par les apôtres étaient fidèles à ces préceptes. A en croire le témoignage des *Actes des apôtres*, elles mettaient tout en commun, ce qui permettait aux anciens de satisfaire aux besoins de tous les fidèles [5].

Ce communisme primitif ne fut sans doute pratiqué que par les premières communautés et, semble-t-il, uniquement en Palestine. En effet, l'infiltration du christianisme dans les territoires à ethnies mêlées, où la population n'était pas familiarisée avec la tradition des Livres saints hébreux, a eu obligatoirement des répercussions sur la vie intérieure des groupes d'adeptes de la foi nouvelle qui s'y constituaient. Les *Épîtres* de saint Paul en témoignent éloquemment, puisque l'apôtre jugeait indispensable de rappeler à ses correspondants que la racine de tout mal réside dans l'avidité et que l'homme, n'ayant rien apporté ici-bas, ne pourra non plus, à sa mort, rien emporter avec lui [6].

1. « Le riche et le pauvre se rencontrent; Yaweh est leur auteur à tous deux. » *Proverbes*, XXII, 2.
2. « Tel fait le riche qui n'a rien, tel fait le pauvre qui a de grands biens. *Ibidem*, XIII, 7.
3. « Jésus lui dit : "Si tu veux être parfait, va, vends ce que tu possèdes, donne-le aux pauvres, et tu auras un trésor dans les cieux ; viens et suis-moi." » *Matthieu*, XIX, 21.
4. « Ne vous amassez pas de trésors sur la terre, où les vers et la teigne consument, et où les voleurs percent les murs et dérobent. » *Ibidem*, VI, 19.
5. « Or la multitude des croyants n'avait qu'un cœur et qu'une âme, et nul ne disait sien rien de ce qu'il possédait, mais tout était commun entre eux. » *Actes des Apôtres*, IV, 32. « En effet, il n'y avait parmi eux aucun indigent, puisque tous ceux qui possédaient des terres ou des maisons les vendaient et apportaient le produit de la vente, qu'ils déposaient aux pieds des apôtres ; et on distribuait à chacun ce dont il avait besoin. » *Ibidem*, IV, 34-35.
6. « Car la racine de tous les maux, c'est l'amour de l'argent, et certains, dans cette convoitise, se sont égarés loin de la foi et se sont transpercés eux-mêmes de beaucoup de tourments. » ... « car nous n'avons rien apporté en ce monde, comme nous n'en pouvons rien emporter. » *1re épître à Timothée*, VI, 10 et 7.

Les Pères de l'Église ont adopté la même attitude de principe [1]. Il nous semble donc inutile de résumer une série de déclarations toutes semblables. Il suffira, pour souligner l'évolution significative qui s'est dessinée avec le temps dans l'interprétation des textes bibliques, d'exposer, sur cette question, les points de vue de Tertullien et de saint Augustin.

Le premier, écrivant à la fin du IIe et au commencement du IIIe siècle, répétait les paroles de saint Paul sur l'avidité, racine de tous les maux. Il expliquait à ce propos, conformément à l'esprit de la Bible, qu'il ne s'agit nullement du désir de posséder le bien d'autrui, au sens littéral du terme. En effet, nous ne pouvons considérer aucune chose au monde comme nôtre, car tout appartient à Dieu qui est également notre maître [2].

A la lumière des mêmes textes, saint Augustin en jugeait autrement. Il est vrai que son action se situe deux siècles plus tard, autrement dit après la victoire définitive du christianisme. Depuis l'époque des édits de tolérance promulgués par Galère en 311 et par Constantin en 313, le christianisme avait connu une période pendant laquelle il avait joui des mêmes droits que les autres religions, avant de devenir à son tour religion dominante. Il lui avait néanmoins fallu payer ce privilège de l'acceptation de l'ordre social existant. On ne peut donc s'étonner que saint Augustin ait considéré de son devoir de justifier les inégalités : Dieu créant le pauvre à côté du riche, a voulu éprouver l'homme [3]. En effet, la pauvreté ne constitue pas à elle seule la voie menant au royaume de Dieu : elle doit aller de pair avec l'humilité. Le « pauvre en esprit » de l'Évangile est le pauvre, humble devant Dieu, mais, au même titre, le riche qui se distingue par son humilité [4].

Toutefois, une partie des fidèles, était hostile à la façon dont le christianisme sanctionnait l'inégalité sociale ; les donatistes flétrissaient résolument pareille attitude et les circoncellions se dres-

1. Ubald d'Alençon, *Sacrum commercium. Les Noces mystiques du bienheureux François d'Assise avec Madame la Pauvreté*, Paris, 1913, VII.

2. « Cupiditatem omnium malorum radicem Spiritus Domini per Apostolum pronuntiavit. Eam non in concupiscentia alieni tantum constitutam interpretemur ; nam et quod nostrum videtur, alienum est : nihil enim nostrum, quoniam Dei omnia, cujus ipsi quoque nos. » Tertulliani *Liber de patientia*. Migne, *Patrologia latina*, I, col. 1261.

3. « Corrigere illum volunt : parum est quia corrigi ab eo nolunt ; et dicunt, Non debuit Deus facere pauperes, sed soli divites esse debuerunt ; et ipsi soli viverent. Utquid factus est pauper ? utquid vivit ? [...] Fecit Deus pauperem, ut probet hominem ; et fecit Deus divitem, ut probet illum de paupere. Et omnia quae fecit Deus, recte fecit. » Augustinus, *In Psalmum CXXIV*. Migne, *Patrologia latina*, XXXVI-XXXVII, col. 1649-1650.

4. « Non enim quibuscumque pauperibus coeli regna promittuntur, sed his tantummodo in quibus divitiarum inopiam animorum humilitas comitatur. Pauper enim humilis, pauper spiritu appellatur ; qui cum egenus foris cernitur, nunquam in super-

saient activement contre l'ordre social [1] ; mais l'attitude de ces deux groupes était un fait isolé, et l'inégalité sociale justifiée par saint Augustin de façon si convaincante s'accentua avec le temps. Dans ces conditions, les fidèles qui désiraient parvenir pleinement à l'idéal de la vie évangélique, devaient s'enfermer dans des thébaïdes ou du moins chercher un refuge derrière les murs conventuels, tandis que l'ensemble des chrétiens s'éloignait de plus en plus des modèles proposés par les apôtres.

biam elevatur : quoniam ad appetenda regna coelorum plus valet mentis humilitas, quam praesentium divitiarum temporalis paupertas. Etenim humiles qui bene divitias possessas habent, possunt pauperes spiritu appellari : superbos autem nihil habentes, haud dubium est beatitudine paupertatis privari. De quibus utrisque sancta Scriptura ita loquitur : "Est quasi dives, cum nihil habeat, et est quasi pauper, cum in multis divitiis sit." » Augustinus, *De duodecim abusionum gradibus*. Migne, *Patrologia latina*, XL, col. 1085.

1. Friedrich Glaser, *Die franziskanische Bewegung*, Stuttgart und Berlin, 1903, p. 15 ; W. H. C. Frend, *The Donatist Church. A movement of protest in Roman North Africa*, Oxford, 1952, p. 172-173 ; Theodora Büttner und Ernst Werner, *Circumcellionen und Adamiten. Zwei Formen mittelalterlicher Haeresie*, Berlin, 1959, p. 23-24, 50, 57.

CHAPITRE Ier

Les débuts du mouvement des pauvres au moyen âge

Le précepte évangélique recommandant aux fidèles de renoncer aux biens temporels afin de s'ouvrir les voies menant à la perfection, a connu un regain de faveur dans le climat de la lutte engagée pour la réforme de l'Église [1]. Mais il ne fut pas mis tout d'abord au premier plan. En effet, il semblait bien plus important d'éliminer les causes qui avaient provoqué la dégénérescence de la hiérarchie ecclésiastique, devenue un instrument docile entre les mains des laïcs. C'est ainsi que les cercles luttant pour la réforme de l'Église déclarèrent avant tout la guerre au nicolaïsme, car ils estimaient que la non-observance du célibat des prêtres était la source de leur démoralisation et de leur mode de vie de plus en plus profane. Ils s'éle-

1. Herbert Grundmann, *Religiöse Bewegungen im Mittelalter*, Hildesheim, 1961 (réédition photomécanique de l'édition de 1935), p. 15 ; Ernst Werner, *Die gesellschaftlichen Grundlagen der Klosterreform im XI. Jahrhundert*, Berlin, 1953, p. 79.

vaient en même temps contre la simonie. Condamnée par les apôtres, elle était devenue, aux yeux des partisans de la réforme, non seulement le moyen qui permettait à des incompétents d'accéder à l'état ecclésiastique, mais également un sacrilège. Les mêmes milieux protestaient enfin contre l'investiture laïque du clergé. Par la remise de l'anneau et de la crosse ou du bâton abbatial, la cérémonie d'investiture devenait la reconnaissance symbolique de la suprématie du pouvoir temporel sur le pouvoir spirituel, et en pratique abandonnait au monarque le droit de pourvoir les postes ecclésiastiques vacants.

Le souci de réformer l'Église préoccupa différents milieux. Un certain nombre de monastères furent les premiers à mettre en œuvre la réforme, tels Cluny en Bourgogne, et Brogne et Gorze en Lorraine [1], tandis que Hirsau, en Franconie, s'y efforçait un peu plus tard. Après avoir réformé tout d'abord la vie conventuelle, ces centres spirituels devinrent, avec le temps, les éléments d'un renouveau général dans les relations existant au sein de l'Église.

Le Saint Empire s'intéressait également à une réforme de cet ordre, mais sur un plan exclusivement moral [2]. Il partait du principe qu'il suffisait de combattre le relâchement des mœurs sévissant dans le clergé. Le relèvement moral des prêtres devrait agir de façon vivifiante sur la position de l'Église. C'est ainsi que le Saint Empire essayait d'éliminer les conséquences du mal existant, sans en rechercher les causes. En revanche, il considérait l'investiture laïque comme un droit lui revenant. Elle garantissait au monarque une influence sur le recrutement des hauts dignitaires ecclésiastiques, qui jouaient en effet un rôle considérable dans le gouvernement de l'État. Pour ce qui était du nicolaïsme, on n'y voyait pas un abus, on le traitait plutôt comme la manifestation d'une tradition locale. L'exemple auquel on se référait volontiers était l'usage de l'Église grecque, sanctionnant le mariage des prêtres. On considérait que le maintien de cette coutume, au moins dans certains diocèses, serait une victoire du principe de décentralisation au sein de l'Église occidentale, ce qui assurerait au pouvoir laïc une prédominance durable. C'est ainsi que, des trois revendications des cercles réformateurs, le Saint Empire n'acceptait pleinement que la lutte contre la simonie. Et encore était-il d'avis de s'en tenir aux cas les plus flagrants.

Il y avait pourtant des individus qui allaient beaucoup plus loin dans leurs idées de réforme et qui réclamaient un renouveau non seulement de l'Église, mais également de toute la chrétienté.

1. Augustin Fliche et Victor Martin, *Histoire de l'Église*, Paris, 1948, VII, p. 331, 336.
2. *Ibidem*, VII, p. 61.

Ne croyant guère possible d'universaliser leur action, ils optaient pour la vie érémitique et la recherche solitaire de la perfection. Leur exemple a plus d'une fois entraîné des imitateurs et a même contribué à la fondation de colonies d'anachorètes. La popularité d'ermites éminents, pour ne citer que saint Nil de Rossano, saint Romuald, saint Jean Gualbert, ou saint Pierre Damien [1], témoigne de l'audience rencontrée par de telles entreprises, audience pourtant limitée dans sa portée et n'entraînant que des conversions individuelles. L'exemple de ces ermites célèbres incitait des hommes *ad melioramentum vitae suae*, c'est-à-dire à s'engager sur leurs traces ; il n'entraînait, en revanche, aucune modification dans les relations existant au sein de la hiérarchie ecclésiastique. Il est incontestable, toutefois, que le développement de la vie érémitique a contribué à faire revivre des traditions oubliées, propres aux communautés chrétiennes primitives, et en particulier à restaurer l'idéal de la pauvreté volontaire.

Il fallut attendre la multiplication des pèlerinages massifs en Terre sainte, au début du XIe siècle [2], pour que s'exerçât une influence qui finit par populariser ces traditions. Les pèlerinages dans la patrie terrestre du Christ rappelaient aux nombreux pénitents les idéaux oubliés de la vie apostolique. Ils éveillaient également une curiosité pour les Écritures, dont l'étude connut à cette époque une véritable renaissance. Les Livres saints redevinrent la source où l'on allait chercher des indications pratiques pour résoudre les problèmes de la vie quotidienne. Pourtant, avant que la Bible, grâce à des traductions dans les différentes langues nationales, devînt accessible aux masses les plus larges, certains de ses préceptes avaient été popularisés par des œuvres du folklore. A titre d'exemple, on peut citer la légende versifiée de saint Alexis, parvenue jusqu'à nous dans une forme qui remonte aux années vingt du XIe siècle [3]. Cette légende constitue un véritable hymne à la gloire de la pauvreté volontaire.

En marge du mouvement pour la réforme de l'Église, les problèmes de la propriété et de la pauvreté furent à leur tour posés, pour des raisons différentes. En effet, la divergence entre les préceptes prônés par l'Évangile et la réalité de la vie quotidienne devenait patente. Pour le chrétien, le clergé, féodalisé par son mode de vie de plus en plus profane, ressemblait dans son ensemble

1. *Ibidem*, VII, p. 337-340.
2. Gioacchino Volpe, *Movimenti religiosi e sette ereticali nella società medievale italiana*, Firenze, 1961 (réédition de l'édition de 1922), p. 39.
3. Gaston Paris et Leald Pannier, *La vie de saint Alexis, poème du XIe siècle...*, Bibliothèque de l'École des Hautes Études, Sciences philologiques et historiques, VII, p. 45 (Paris, 1872).

à la petite noblesse locale, avec laquelle il était du reste étroitement uni par des liens de parenté. Rien d'étonnant si, dans ces conditions, les entreprises réformatrices prirent plus d'une fois le caractère de démonstrations antiféodales qui n'étaient pas uniquement dirigées contre les clercs indignes.

Nous pouvons observer un exemple classique d'une telle suite d'événements à Milan, au cours du second quart du XIe siècle [1]. La ville était alors troublée par des mouvements sociaux dus à la lutte que l'archevêque Aribert menait contre ses vassaux et contre la commune urbaine. Alors que l'archevêque était soutenu par les grands féodaux, les simples chevaliers ou vavasseurs (*valvassores*) se rangeaient aux côtés de ses adversaires [2]. En raison de la pacification partielle de la Lombardie, les vavasseurs avaient perdu aux yeux de leurs suzerains leur importance ancienne et se voyaient pour cette raison menacés de perdre les fiefs qu'ils possédaient [3]. La situation troublée de Milan était compliquée par la vieille querelle opposant l'archevêque à l'empereur Conrad II qui, afin d'affaiblir la position de son adversaire, avait proclamé en 1037 la fameuse *constitutio de feudis*, reconnaissant aux vavasseurs la possession héréditaire de leurs fiefs [4]. Le successeur de Conrad, Henri III, apaisa le différend, ce qui n'eut néanmoins aucune influence sur la liquidation des conflits dans la cité. En effet, l'opposition existante se vit renforcée par le parti de la réforme de l'Église, devenu plus actif depuis quelque temps.

C'est ainsi que lorsque, le 16 janvier 1045, l'archevêque Aribert vint à mourir et que les habitants de Milan, conformément à l'usage local, durent présenter quatre candidats à Henri III qui avait à choisir parmi eux le futur chef de la métropole de saint Ambroise [5], le parti de la réforme de l'Église réussit à acquérir la majo-

1. Cinzio Violante, *La società milanese nell' età precomunale*, Bari, 1953.
2. Ernst Werner, *Pauperes Christi*, Leipzig, 1956, p. 121.
3. V. V. Stoklickaja-Tereškovič, « Klassovaïa bor'ba v Milanie v XI v. i zarojdeniie milanskoï komuni », *Sredniie Vieka*, Moscou, 1954, V, p. 147 ; Joseph Goetz, « Kritische Beiträge zur Geschichte der Pataria », *Archiv für Kulturgeschichte*, Leipzig und Berlin, 1914, XII, p. 172.
4. Violante, *op. cit.*, p. 199.
5. « Aliquantis diebus post praeclarissimi Heriberti decessum transactis, civium universorum collectio adunata est. Ob quam causam civitas coadunata sit, mihi narrare operae pretium est. Civibus enim convenientibus in unum tam clericis quam laicis, longas solventes orationes in populo, quatenus de acquirendo et eligendo archiepiscopo consulerentur, quapropter quatuor maioris ordinis viros sapientes optimae vitae bonaeque famae elegerunt, quibus electis, universae civitatis ordines ipsos ad imperatorem Henricum, qui noviter surrexerat noviterque populum ipsum a majorum manibus liberaverat, summa cum diligentia direxerunt ; et hiis imperatori repraesentatis, ipse discrete provideret consciliis rimatis, quatenus unum de istis quatuor archiepiscopum laudando, anulo et virga pastorali confirmaret, quem confirmatum cives majores et minores indubitanter tenerent. » Landulfi *Historia Mediolanensis*, III, 3 (MGH. SS., t. VIII, p. 74).

rité à l'assemblée électorale et à faire désigner uniquement ses propres candidats : Anselme de Baggio, Landolphe Cotta, Ariald de Carimate et Atton. Le parti opposé à la réforme n'avait nullement l'intention de se résigner à cet état de choses. A la cour d'Henri III, où devait avoir lieu l'investiture du nouveau métropolitain, apparut alors, à côté des quatre élus des Milanais, l'ancien collaborateur de l'archevêque défunt, Guido de Velate. Étroitement allié, malgré son origine modeste [1], à l'aristocratie de Milan, il disposait en outre d'un atout considérable, à savoir les secrets de son chef décédé [2]. Les sources, il est vrai, ne nous disent pas en quoi consistaient ces secrets. Ils devaient pourtant être d'un grand poids puisque, au moment décisif, Henri III négligea les élus milanais et procéda à l'investiture de Guido de Velate. Cette décision provoqua en ville une émotion compréhensible, adroitement utilisée par le parti de la réforme, dont le nouvel archevêque était un adversaire décidé.

La fermeté de l'empereur Henri III, confiant en ses forces, interdit toutefois aux mécontents d'entreprendre quoi que ce fût contre Guido. Ce dernier en profita pour éloigner de la ville le principal dirigeant du parti de la réforme, Anselme de Baggio, en le faisant nommer évêque de Lucques [3]. Le décès prématuré de l'empereur, le 5 octobre 1056, fit passer le pouvoir entre les mains d'une régence faible et incapable. Alors éclata à Milan l'explosion qui couvait depuis tant d'années. Le prétexte en fut l'ordination des nouveaux diacres, faite par l'archevêque parmi des candidats mariés, aspirant à l'état ecclésiastique.

Déjà le concile de Padoue avait, le 1er août 1022, catégoriquement condamné le nicolaïsme [4] et rappelé que la législation de Justinien punissait les clercs mariés en les excluant du clergé, en les réduisant à l'obéissance et en confisquant leurs biens, décision qui, en fait, n'avait jamais été appliquée. La métropole de Milan,

1. « Heinricus vero augustus jamdictum habens prae occulis Mediolanense discidium, neglecto nobili ac sapienti primi ordinis clero, idiotam et a rure venientem elegit antistitem, cui nomen fuerat Wido ». Arnulfi, *Gesta archiepiscoporum Mediolanensium*, III, 2 (M.GH.SS., VIII, p. 17). Malgré un témoignage aussi net, Stoklickaja-Tereškovič, *op. cit.*, p. 152, tient Guido pour un « aristocrate ».

2. « Factum est autem, Wido imperatoris fretus aminiculo, qui et ipse conscilium arcanum domni Heriberti criminose imperatori denudaverat, ipsos cum paucis subsecutus est. » Landulfi *Historia...*, III, 3 (MGH. SS., VIII, p. 74) ; Alessandro Visconti, *Storia di Milano*, Milano, 1952, p. 176.

3. « Itaque ut Guido his malis finem imponeret, trans montes ad regem ducens Anselmum, ut ipse hujus causa negotii discrete judicaret, tetendit. Tandem rimatis negotiis multis, conscilio sane a Guidone accepto, ut civitas tota pacem haberet diuturnam, lite ab Anselmo jurejurando dimissa, imperator episcopatum Lucensem ei attribuit. » Landulfi *Historia...*, III, p. 5 (MGH. SS., VIII, p. 76) ; cf. Goetz, *op. cit.*, p. 178-179.

4. Charles Joseph Hefele, Dom H. Leclercq, *Histoire des conciles*, Paris, 1911, IV², p. 919.

forte de la tradition ambrosienne, admettait le mariage des clercs et ne condamnait que le concubinage des prêtres [1]. L'ordination faite par l'archevêque Guido ne pouvait donc être considérée comme contraire aux usages en vigueur. Le parti de la réforme de l'Église ne l'en traita pas moins comme une violation criante de la loi, et passa à l'action.

Ce fut Anselme de Baggio, le principal représentant de ce mouvement, devenu évêque de Lucques, qui prit l'initiative [2]. Le poste qu'il occupait lui permettait difficilement de prendre personnellement part à l'action commençante. Le remplacèrent donc les autres élus de 1045, Ariald de Carimate et Landolphe Cotta [3]. Utilisant la chaire pour combattre le nicolaïsme condamné par Rome, ceux-ci essayèrent de soulever les habitants de Milan contre les prêtres mariés [4]. Ils y réussirent parfaitement, car leurs appels pleins de passion trouvaient un vivant écho parmi leurs auditeurs mal disposés envers un clergé menant une vie par trop profane [5].

1. « Usus enim ecclesiae totius tam Latinae quam Graecae per tempora multa sic se habebat : sacerdos, qui unius uxoris vir inveniebatur ac suae domui ac familiae bene profuisse a fidelibus compertus fuisset, ad episcopatum summa cum devotione multis fidelibus laudantibus promovebatur. » Landulfi *Historia...*, II, 35 (MGH. SS., VIII, p. 70) ; Hefele, Leclercq, *op. cit.*, IV², p. 1127.

2. Werner, *Pauperes Christi...*, p. 125 ; Goetz, *op. cit.*, p. 179.

3. « Quidam igitur ex decomanis diaconus nomine Arialdus, penes Widonen antistitem multis fotus deliciis multisque cumulatus honoribus, dum litterarum vacaret studio, severissimus est divinae legis factus interpres, dura exercens in clericos solos judicia. Qui cum modicae foret auctoritatis, humiliter utpote natus, praevidit aplicare sibi Landulfum, quasi generosiorem et ad hoc ydoneum, familiaris ejus factus assecla. » Arnulfi *Gesta...*, III, 10 (MGH. SS., VIII, p. 18-19). « Factum est autem, dum agerentur haec, de medio multitudinis surgens quidam clericus nomine Landulfus, de urbanis excellentibus tam ordine quam natione, nimis potens in voce et sermone, silentium petiit. Quo concesso hujusmodi letiferam vocem prompsit : Gratias, inquit, coram vobis omnipotenti Deo ago, qui nunc me ea audire permittit, unde meum cor per innumera tempora ignescit. Nam olim haec sciens dolensque ideo tacebam, quoniam, cum quo ea dicerem, non habebam. Nunc vero, domne Arialde karissime, quia Dei donum te dedit mihi, scito me ab ipso collatum tibi. » *Vita S. Arialdi ...*, 5 (MGH. SS., XXX², p. 1053) ; cf. Cinzio Violante, *La Pataria milanese e la riforma ecclesiastica*, I : *Le premesse, 1045-1057*, Roma, 1955, p. 165.

4. « Econtra vero, ut inspicitis, vestri sacerdotes qui effici possunt ditiores in terrenis rebus, excelsiores in edificendis turribus et domibus, superbiores in honoribus, in mollibus delectatisque vestibus pulchriores : ipsi putantur beatiores. En ipsi, ut cernitis, sicut laici palam uxores ducunt, stuprum quemadmodum scelestes laici secuntur atque ad nefandum hoc opus patrandum tanto sunt validiores, quanto a terreno labore minus oppressi, videlicet viventes de dono Dei. » *Vita S. Arialdi...*, 4 (MGH. SS., XXX², p. 1052).

5. « Erat enim tunc ordo ecclesiasticus in tot erroribus seductus, ut ex illo vix quispiam existeret, qui in suo loco veraciter repperiri posset. Nam alii cum canibus et accipitribus huc illucque pervagantes suum venationi lubricae famulatum tradebant ; alii vero tabernarii et nequam vilici, alii impii usurarii existebant ; cuncti fere aut cum publicis uxoribus sive scortis suam ignominiose ducebant vitam. Omnes, quae sua erant, non, quae Christi, querebant. Nam, quod sine gemitu dici vel audiri nec potest nec debet, universi sic sub symoniaca heresi tenebantur impliciti, quatinus a minimo usque ad maximum nullus ordo vel gradus haberi posset, nisi sic emeretur, quomodo emitur pecus ; et, quod est nequius, nemo tunc, qui tantae perversitati resisteret, apparebat. » *Vita S. Arialdi...*, 4 (MGH. SS., XXX², p. 1051).

C'est à cette époque qu'apparaît le nom de *pataria* (les patarins), donné par ses adversaires au parti de la réforme de l'Église à Milan [1]. Je ne rappellerai pas les explications fantaisistes de cette appellation, antérieures au milieu du XIXe siècle [2] et je me bornerai à constater qu'on lui a attribué, depuis, diverses origines. C'est ainsi que certains chercheurs y voient le sobriquet injurieux donné aux « chiffonniers » [3]. D'autres la font dériver du quartier de Pataria dont les habitants s'adonnaient à la brocante et constituaient en ville le principal soutien du parti de la réforme [4]. Il en est enfin qui, impressionnés par les violentes menées anticléricales des patarins, ont cherché à leur trouver des liens avec les cathares de Montfort [5]. Ils ont donc rappelé que l'archevêque Aribert, qui avait mené une lutte sans merci contre cette hérésie, en avait déporté en 1028 les derniers tenants à Milan, afin de pouvoir plus aisément les contrôler. Et, puisque dans le dialecte local les termes de *catari* (cathare) et *patari*, soit encore *patarini* ou *patalini* avaient été confondus [6], cette concordance des noms devint une raison pour rechercher entre les deux mouvements des liens plus étroits. Ceux-ci ne semblent pas, toutefois, suffisamment démontrés. En effet, si les cathares de Montfort peuvent être également considérés comme des réformateurs visant à un renouveau de la société, et même comme les adeptes du principe de la pauvreté volontaire [7], leur attitude envers l'Église officielle a toujours été tellement hostile qu'il est difficile de soupçonner ces hérétiques d'avoir voulu réformer une institution qu'ils combattaient avec acharnement.

1. « Cur isti obliti Dei evangelia, conjurationem detestabilem terribilibus juramentis in populo sub obtentu placiti Dei, quod postea pataliam vocatum est, exercebant ? » Landulfi *Historia*..., III, 5 (MGH. SS., VIII, p. 77). « Hos tales cetera vulgaritas hyronice Patarinos appelat. » Arnulfi *Gesta*..., III, 13 (MGH. SS., VIII, p. 20). « Unde Patarinum processit primo vocabulum, non quidem industria, set casu prolatum. Cujus idioma nominis, dum in quodam etymologiarum tomo nuper plura revolverem, ita scriptum reperio : *Pathos Graece Latine dicitur perturbatio*. Unde juxta meae parvitatis ingeniolum statim coniitio, quod Patarini possunt perturbatores rite nuncupari ; quod plane rerum probat effectus. » *Ibidem*, IV, 11 (MGH. SS., VIII, p. 28). « Quod videntes symoniaci, non valentes tamen veritati et tante multitudini resistere, confundebantur, eisque paupertem improperantes, Paterinos, id est pannosos, vocabant. » Bonizonis... *Liber ad Amicum*, VI (MGH. *Libelli*..., I, p. 591).

2. Ces idées sont longuement exposées par Goetz, *op. cit.*, ainsi que par Gerhard Schwartz, « Die Herkunft der Namens Pataria », *Archiv für Kulturgeschichte*, XII, p. 402-410, Leipzig und Berlin, 1916.

3. C. Pellegrini, *I santi Arialdo ed Erlembaldo, storia di Milano nella seconda metà del secolo XI*, Milano, 1897, p. 110 ; Goetz, *op. cit.*, p. 21, 23, 24 ; Stoklickaja-Tereškovič *op. cit.*, p. 158 ; Violante, *La Pataria*..., p. 198, n. 2 ; Werner, *Pauperes Christi*..., p. 112, 142-143.

4. Hefele, Leclercq, *op. cit.*, IV², p. 1131 ; cf. Goetz, *op. cit.*, p. 27.

5. Pellegrini, *op. cit.*, p. 112.

6. *Ibidem*, p. 110 ; Goetz, *op. cit.*, p. 32, 43-50.

7. Raffaello Morghen, *Il cosidetto neo-manicheismo occidentale del secolo XI*. Accademia Nazionale dei Lincei, XII Convegno « Volta », Roma, 1957, p. 90.

L'action menée par Ariald et Landolphe trouva un terrain propice. Le luxe déployé par le clergé local et la dissolution de ses mœurs scandalisaient depuis longtemps le peuple qui ne parvenait pas à comprendre comment les successeurs des apôtres avaient pu s'élever avec une telle morgue au-dessus de l'ensemble des fidèles et se considérer comme appartenant aux classes privilégiées [1]. Le vulgaire prêtait donc volontiers l'oreille à ceux qui louaient la simplicité et la pauvreté volontaire des véritables disciples du Christ.

L'attitude adoptée par la *pataria* contribua à augmenter le nombre des partisans de la réforme de l'Église. C'est ainsi qu'Ariald et Landolphe, lançant le mot d'ordre d'épuration des mœurs du clergé, réussirent à grouper autour d'eux d'importantes couches de la population urbaine. Se réclamant de la résolution non appliquée du concile de Padoue, ce mouvement s'attaqua aux prêtres qui violaient l'obligation du célibat. Les coupables se voyaient refuser le droit de célébrer les offices religieux, on leur confisquait leurs biens et l'on s'efforçait de les ramener à l'obéissance. Cela ne se fit pas sans quelques excès [2] ; la soumission ainsi imposée aux directives du parti de la réforme de l'Église entraîna plus d'une fois des violences qui menaçaient les intérêts vitaux non seulement du clergé, mais aussi des donateurs des églises privées. Dans ces conditions, le clergé milanais, sous la pression de la terreur populaire, accepta en 1057 de respecter scrupuleusement l'obligation du célibat [3].

Contrairement à son clergé, l'archevêque Guido ne songeait pas le moins du monde à céder. Le synode convoqué par lui à Fontenetto en novembre 1057 [4] traita les patarins de dangereux émeutiers et les somma de se présenter devant son tribunal. Pas plus que Landolphe, Ariald n'avait confiance en l'impartialité des évêques assemblés. L'un et l'autre refusèrent donc de se rendre à la convocation, l'anathème fut lancé contre eux par contumace, ce qui ne résolvait pas les malentendus existants, et les deux partis en appelèrent au pape.

1. Gustave Schnürer, *L'Église et la civilisation au Moyen Age*, Paris, 1935, II, p. 480.

2. « Cum hujus inauditae pataliae placitum cogitasti commovere, qualiscumque intentionis esses, ab apostolico aut ab aliquo religioso viro prius multis cum iejuniis debuisses consciliari, quam hujusmodi negotium tam magnum et tam periculosum cum viris inliteratis inchoasse ; et quod cum humilitate et patientia bonisque amonitionibus debebas docere, hoc cum lanceis, fustibus, ut asseritis, laicis super sacerdotes currentibus administrasti. » Landulfi *Historia...*, III, 12 (MGH. SS., VIII, p. 81) ; cf. Werner, *Pauperes Christi...*, p. 127-128.

3. « Unde potestate accepta, commune indicit omnibus laicis juramentum, quasi impugnanda proponens sacrorum ordinum stupra et venales consecrationes. Quod non multo post clericos etiam jurare compellit. » Arnulfi *Gesta...* III, 13 (MGH. SS., VIII, p. 20) ; Hefele, Leclercq, *op. cit.*, IV², p. 1130.

4. Goetz, *op. cit.*, p. 193.

Rome prit l'affaire en mains et trouva dans son intervention une excellente occasion de tempérer les ambitions milanaises visant à maintenir l'autonomie de l'Église ambrosienne [1]. Guidée à coup sûr par ces considérations, Rome y envoya, en qualité de légat, Anselme de Baggio, évêque de Lucques, parfaitement familiarisé avec la situation locale. Pourtant, le rôle de ce dernier, qui avait été à l'origine des troubles, ne dut pas être aisé. N'ayant rien obtenu, il quitta promptement Milan. Il y revint bientôt, il est vrai, mais en compagnie d'Hildebrand [2] qui, entre-temps, était devenu, à Rome même, l'un des principaux dirigeants du parti de la réforme.

Le désordre qui régnait à Milan ne permit pas aux légats de jouer leur rôle d'intermédiaires entre les partis en lutte. Ils durent se borner à écouter les accusations unilatérales des partisans de la *pataria*; celles-ci amenèrent les légats à reconnaître l'archevêque Guido coupable de simonie [3]. Ce jugement servit de prétexte à une guerre civile dans laquelle le peuple, groupé autour du parti de la réforme, ne se contenta pas d'attaquer le clergé ; il s'en prit également, armes à la main, à l'aristocratie et au patriciat de la ville, qui soutenaient l'archevêque. L'assaut fut si violent que, surpris, les adversaires des patarins commencèrent à quitter en masse la ville, afin de recruter hors de ses murs des renforts en vue d'une contre-attaque.

La situation ainsi créée finit par inquiéter la curie romaine qui, en 1059, envoya Anselme de Baggio et Pierre Damien, comme légats à Milan. Ils s'y trouvèrent en présence de foules révoltées qui, loin de penser à mettre un terme à l'action entreprise, la doublaient d'une manifestation pour le maintien des privilèges ambrosiens [4] et menaçaient l'Église romaine d'un schisme au cas où celle-ci ne tiendrait pas compte de leurs exigences. C'est uniquement grâce à son tact que Pierre Damien parvint à se rendre maître des esprits excités, tandis que l'archevêque acceptait les conditions du parti de la réforme et promettait de se rendre à Rome pour y faire serment d'obédience au pape [5]. Mais Pierre Damien lui-même ne parvint pas à éliminer radicalement le mal et à purifier les rangs du clergé de

1. « Eodem tempore Mediolanensis ecclesia, que fere per CC annos superbie fastu a Romane ecclesie se subtraxerat dicione, primum se inter alias ecclesias subjectam esse cognovit. » Bonizonis *Liber...*, VI (MGH. *Libelli ...*, I, p. 590).
2. Goetz, *op. cit.*, p. 182.
3. « Ad ultimum ipsum Guidonen archiepiscopum, in primo haec omnia parvipendentem, qui ipsum Anselmun in sacerdotio consecraverat, symoniacum vocantes et omnia ejus detestantes obfuscarunt. » Landulfi *Historia...*, III, 13 (MGH. SS., VIII, p. 82).
4. Goetz, *op. cit.*, p. 182 ; Stoklickaja-Tereškovič, *op. cit.*, p. 160.
5. « Proinde archiepiscopus cum promitteret domno papae deinceps obedientiam, accepto ab eo anulo apostolicae gratiae ac totius potestatis ecclesiasticae, rediit gloriosus in omnibus. » Arnulfi *Gesta...*, III, 15 (MGH. SS., VIII, p. 21).

ceux qui se rendaient coupables de nicolaïsme et de simonie. Les causes de conflit n'avaient donc pas été définitivement liquidées à Milan.

Ce furent les partisans de l'archevêque Guido qui prirent l'initiative de poursuivre l'action et réussirent à surprendre les partisans de la réforme. La situation de ces derniers fut du reste compliquée par la mort, en 1060, de Landolphe, l'un des dirigeants de la *pataria* [1]. Le frère du défunt, Erlembaud, qui se distinguait par de grandes qualités d'organisateur et un réel talent militaire, occupa le poste vacant. D'autre part, à la mort du pape Nicolas II, Anselme de Baggio monta sur le trône pontifical le 1er octobre 1061, sous le nom d'Alexandre II. Dès lors la lutte s'intensifia. Les patarins, confiants dans le soutien de Rome, reprirent l'offensive et, non contents de poursuivre les représentants indignes du clergé milanais, s'attaquèrent également aux usages de l'Église locale, sanctionnés pourtant par une tradition séculaire. Ils incriminaient leur origine païenne [2], comme dans le cas, par exemple, des fêtes de l'Ascension, et s'efforçaient ainsi de compromettre l'autonomie jusqu'alors tolérée de l'église ambrosienne.

La situation s'aggrava lorsque la curie romaine s'attaqua à l'archevêque Guido, en lançant contre lui l'anathème en 1066 [3]. Il apparut rapidement que loin de mettre un terme au conflit existant, cette mesure n'était autre chose, selon l'expression proverbiale, que de l'huile jetée sur le feu. Guido, en effet, ne tint aucun compte de l'excommunication et, ayant soudoyé une fraction des partisans de la *pataria* [4], acquit la prédominance en ville. Confiant dans ses forces, il contraignit Ariald et Erlembaud à quitter Milan, sous peine d'interdit. Comme la campagne environnante, demeurée sous

1. « Nam Landulfus cum se jam a spe archiepiscopatus, qua antea speraverat, frustratus comperisset, auri et honoris ultra modum ambitiosus, grasi incidit contristatus infirmitate. Qui moriens, linguam quasi bovinam orribilem, qua multum offenderat, quae coopertorium non habebat, cui tormenta aperte parabantur, emisit. » Landulfi *Historia...*, III, 29 (MGH. SS., VIII, p. 95). « Cumque langueret biennio pulmonis vicio, vocis privatur officio, ut in quo multos affecerat, in eo quoque deficeret... » Arnulfi *Gesta...*, III, 16 (MGH. SS., VIII, p. 21). « Post paucos vero dies, postquam hec gesta sunt, moritur Landulfus Mediolanensis clericus, de quo supra retulimus, et in pace sepultus est. » Bonizonis *Liber...*, VI (MGH., *Libelli...*, I, p. 595). Stoklickaja-Tereškovč, *op. cit.*, p. 161, admet par contre la version du chroniqueur sur l'attentat dont Landolphe aurait été la victime. Cf. *Vita S. Arialdi...*, 8 (MGH. SS., XXX², p. 1054).

2. Stoklickaja-Tereškovič, *op. cit.*, 161.

3. « Definito tandem conscilio rediens, excommunicationis litteras detulit archiepiscopo. » Arnulfi *Gesta...*, III, 20 (MGH. SS., VIII, p. 23).

4. « Per dies enim quindecim duo populorum conventicula sunt in urbe vehementia assidue habita, unum scilicet fidelium ad ecclesiam Rozoni, alterum vero in curia pontificali. Crescebat autem nimis pars vesana pro pecunia sibi in noctibus data. » *Vita S. Arialdi...*, 21 (MGH. SS., XXX², p. 1065) ; Hefele, Leclercq, *op. cit.*, IV², p. 1253 ; Stoklickaja-Tereškovič, *op. cit.*, p. 162.

l'influence de l'aristocratie, était dans sa majorité hostile au parti de la réforme de l'Église, les dirigeants du mouvement se trouvèrent en danger sérieux dès qu'ils eurent franchi les murs de la cité. Tombé entre les mains de ses ennemis, Ariald fut assassiné d'atroce façon le 27 juin 1066 [1].

Après l'échec subi à Milan et la perte de son principal dirigeant, la *pataria* prit sa revanche dans d'autres régions ; elle gagna notamment des partisans dans diverses villes de Lombardie [2]. Son influence pénétra également en Toscane. A Florence, par exemple, le parti local de la réforme, agissant avec l'appui du couvent de Vallombreuse, cherchait ardemment à entrer en contact avec les patarins.

En raison du tour qu'avaient pris les événements, la curie romaine se décida, afin de vider la querelle, à envoyer une fois de plus ses légats à Milan [3]. Ceux-ci flétrirent les violences dont les laïcs s'étaient rendus coupables sur la personne de prêtres accusés de simonie ou de nicolaïsme, et menacèrent de réprimer à l'avenir des actes semblables. En même temps, ils eurent des entretiens avec Erlembaud, au sujet du successeur à donner à l'archevêque Guido. Toutefois, anticipant sur la décision de Rome, celui-ci se démit de sa dignité entre les mains du roi et proposa, pour lui succéder, le chanoine de la cathédrale de Milan, Godefroy [4], qui représentait du reste la même tendance politique que lui. Mais la *pataria* ayant entre temps retrouvé en ville son influence perdue, était décidée à s'opposer par la force au nouvel archevêque. Elle contraignit Godefroy à s'enfuir et fit interner Guido dans un couvent. Lorsque celui-ci mourut peu après (le 23 août 1071), elle proposa son propre candidat à la chaire archiépiscopale en la personne d'Atton [5].

1. Hefele, Leclercq, *op. cit.*, IV², p. 1255, suivant en cela Gfrörer, déplace la date de l'assassinat d'Ariald en 1065.

2. « Interea Cremone verbum Dei mirabiliter crescebat. Qualiter vero XII viri zelo Dei ducti consilio domni Christofori abbatis juravere, et quomodo universus Cremonensis populus hos imitatus est, et quomodo universos sacerdotes et levitas concubinatos eiecere, et qualiter ipsum episcopum in ipso die passionis Domini sacerdotem Paterinorum comprehendere nitentem verberavere, et quomodo post sanctum pascha honestos viros nuncios ad papam misere, dicere non curabo. » Bonizonis... *Liber...*, VI (MGH. *Libelli...*, I, p. 597). « Quamobrem Patarinorum in tantum excrevit numerus atque virtus in pagis et opidis ac quibusdam duce ipso in urbibus, ut suorum omnium videretur dominari concivium. » Arnulfi *Gesta...*, VI, 6 (MGH. SS., VIII, p. 27) ; Hefele, Leclercq, *op. cit.*, IV², p. 1261.

3. Werner, *Pauperes Christi...*, p. 133.

4. « Interea prefatus Guido archiepiscopus Mediolanum veniens, penitentia ductus, depositis pontificalibus insigniis, privato vivebat scemate. Quod videntes ecclesiarum venditores, de quibus supra mentionem fecimus, animum ejus levem ad deteriorem partem citissime inflectunt, mortale ei dantes consilium, ut episcopatum cuidam Gotefrido clerico, nobili quidem progenie orto et satis facundissimo, sed ad omne nefas prono, venderet et sese ad arces transferret. Quod et sine mora factum est. » Bonizonis... *Liber...*, VI (MGH. *Libelli...*, I, p. 598).

5. « Celebratis itaque missarum solempniis, primo concionatus ad libitum, ac multa de justo pastore commemorans, adstante quodam Bernardo legato Romano, eligit

Cette initiative porta la querelle sur un terrain plus vaste ; en effet, tandis que la curie romaine soutenait le candidat des patarins, Henri IV s'en tenait à sa volonté d'investir Godefroy qui, sur ordre royal, fut sacré en 1073 par le synode provincial de Lombardie. Le pape réagit alors en lançant l'anathème contre les conseillers d'Henri IV.

Toutefois, malgré ce litige, le développement général de la situation politique dans le Saint Empire amorça une certaine détente dans les relations entre la curie romaine et la cour allemande. En raison des difficultés auxquelles il se heurtait en Saxe, Henri IV ne tenait pas à envenimer le conflit ; il adopta donc une attitude conciliante, qui apparaît dans sa correspondance avec le nouveau pape, Grégoire VII [1]. Cette évolution incita la curie romaine à convoquer Erlembaud, afin de lui conseiller réserve et mesure dans la lutte qu'il menait à Milan.

Les espoirs de Grégoire VII de voir la querelle pour la réforme de l'Église s'achever pacifiquement, furent déçus. Les ennemis de cette réforme, tant dans le Saint Empire qu'en Italie, avaient trop à perdre pour pouvoir renoncer au recours à la force en vue de régler le conflit. C'est pourquoi, à Milan également, la situation s'aggrava une fois de plus. Les adversaires de la réforme attendaient l'occasion de régler son compte à la *pataria* détestée. Le grand incendie qui ravagea la ville le 30 mars 1075 la leur fournit. Profitant de la confusion ainsi provoquée, ils attaquèrent à l'improviste les patarins, sous le prétexte de poursuivre et de punir les incendiaires supposés. Erlembaud fut tué pendant les combats confus qui se déroulèrent dans les rues de la ville [2] et la *pataria*, privée de son chef, périclita.

Attonem, adhuc tantummodo clericum ac tenera aetate juvenculum, invito clero et multis ex populo, adeo ut stomachati recederent ab ecclesia. » Arnulfi *Gesta...*, III, 25 (MGH, SS., VIII, p. 25). « Qui Herlembaudus producens quendam Antonem sibique consentientem, coram omni multitudine ore suo et inlicito elegit. » Landulfi *Historia...*, III, 29 (MGH. SS., VIII, p. 95). Hefele, Leclercq, *op. cit.*, IV², p. 1279.

1. « Heinricum regem preterea scias dulcedinis et obedientie plena nobis verba misisse et talia, qualia neque ipsum neque antecessores suos recordamur Romanis pontificibus misisse. Quidam etiam ex majoribus fidelibus suis promittunt nobis ex parte sui eum de causa Mediolanensis ecclesie sine dubio consilio nostro obedire. Quantum enim sibi possimus prodesse vel quantum, si adjutorii manum subtrahimus, obesse, cito te speramus apertissime cogniturum et Deum nobiscum esse et nobiscum operari evidenter probaturum. » Gregorius VII ad Herlembaudum, 27. IX. 1073, *Das Register Gregors VII...*, Erich Caspar éd., Berlin, 1920, I, p. 42.

2. « Cumque ingrederentur communiter urbem, Arlembaldus ut semper consortis impaciens, astantibus sibi concionabatur more suo. Ut vero cohibere furorem ultra non valuit, facto cum suis impetu et clamore, festinanter arripit arma, vexillum quod santi Petri dicebat dextra gerens. Econtra cives dum parte surgunt ab omni, armatus prorupuit in medium. Quem in momento ac prima fronte belli tanta adversariorum oppressit incursio, ut nichil memorabile posset ab illo fieri. Ubi vero circumventus est undique, illico crebris configitur ictibus, dictoque citius moriens corruit, comitatu ejus exiguo circumquaque disperso. » Arnulfi *Gesta...*, IV, 10 (MGH. SS., VIII, p. 28) ; Hefele,

Une fraction de ses partisans dut même chercher le salut dans la fuite, et trouva refuge à Crémone qui leur était favorable.

Bien qu'il ne faille pas dater de ces événements le déclin de la *pataria* à Milan, il n'en est pas moins incontestable que son caractère en fut profondément modifié. Ainsi, bien qu'elle poursuivît sous un autre commandement la lutte contre l'archevêque de Milan, elle avait perdu son ancien radicalisme, s'en tenant à un programme modéré de réformes de l'Église et cherchant à obtenir que l'administration communale fût débarrassée des influences du clergé [1].

L'évolution du groupe qui avait quitté Milan après la mort violente d'Erlembaud, fut très différente. Le mécontentement y croissait en raison de l'aspect mitigé des réformes grégoriennes. Les partisans de cette fraction de la *pataria*, persuadés que le renouveau de l'Église ne pouvait se borner ni à l'élimination des représentants indignes du clergé ni à une action visant à l'affranchir des influences profanes, étaient de plus en plus ancrés dans la conviction qu'il lui fallait modeler sur de nouvelles bases la vie de la chrétienté. Ils rappelaient à ce propos le précepte de l'Évangile qui proclame : l'unique voie menant à la perfection est la pauvreté volontaire. Une telle attitude, jointe aux critiques toujours plus nombreuses des réalisations dues aux réformateurs, rapprochait de plus en plus ce groupe de patarins des cathares hérétiques condamnés par l'Église. Ce devait être la raison du conflit déclaré entre la *pataria* et Rome [2].

Leclercq, *op. cit.*, V, p. 144. « Eodem quoque tempore Mediolanensis civitas tota incendio concrematur, in qua multe mirabiles ecclesie et precipue mater ecclesia solotenus destruitur. Que res inimico humani generis ad decertandum contulit arma ; nam omnes sive amici sive inimici quasi una voce clamabant hoc esse peccatum Paterinorum. Post pascha vero derepente congregato exercitu et multitudine conjuratorum Herlimbaldum nihil mali suspicantem invadunt eumque bellare temptantem in media platea interficiunt aliosque persecuntur et depredantur eumque ignominiose nudatum, obliti generis ejus et dignitatis, ad ignominiam totius christianitatis per totum diem relinquunt inhumatum. » Bonizonis... *Liber...*, VII (MGH. *Libelli...*, I, p. 604-605).

1. Werner, *Pauperes Christi...*, p. 137.
2. Visconti, *op. cit.*, p. 167 ; Werner, *Pauperes Christi...*, p. 138 ; Volpe, *op. cit.*, p. 26.

CHAPITRE II

Les premiers apôtres de la pauvreté volontaire

Il ne suffisait pas aux réformateurs de l'Église de lutter contre la démoralisation et contre la vie par trop profane du clergé. Ils voulaient aussi rénover sa vie spirituelle. En ce domaine, un important changement s'était produit en Europe occidentale entre 1050 et 1070. Il avait conduit à considérer comme insuffisantes les mesures carolingiennes qui avaient jadis fait reposer l'amélioration des relations au sein de l'Église sur l'institution des chanoines réguliers [1]. Issue des décisions du concile d'Aix-la-Chapelle de 816 [2], cette institution, au milieu du XIe siècle, se trouvait fort avilie. En effet, l'ancienne communauté canoniale était tombée dans l'oubli, et les domaines qui devaient garantir son fonctionnement avaient été divisés en prébendes individuelles. Les réformateurs du XIe siècle

1. Charles Dereine, *Les chanoines réguliers au diocèse de Liège avant saint Norbert*, Bruxelles 1952, p. 48.
2. Charles Dereine, « Les coutumiers de Saint-Quentin de Beauvais et de Springiersbach », *Revue d'histoire ecclésiastique*, Louvain, 1948, XLIII, p. 41.

ne songeaient pas, toutefois, à un retour à la situation de 816. La considérant comme trop éloignée de la perfection, ils désiraient la remplacer par un idéal de vie, conforme aux préceptes de l'Évangile, qui exigeait un renoncement total à la propriété. Les premiers pas dans cette voie furent accomplis en Provence et, par la suite, en Italie septentrionale et centrale [1]. Toutefois, cette action ne connut son plein épanouissement que dans le nord de la France où, à côté des chanoines réguliers, elle toucha certains moines bénédictins isolés.

Les réformateurs essayèrent tout d'abord de convaincre leurs frères de la nécessité de modifier le genre de vie qu'ils avaient mené jusqu'alors. Et lorsque ces efforts ne donnaient pas de résultats [2], ils essayaient de fonder, de leur propre initiative, auprès des sanctuaires mis à leur disposition par l'épiscopat de leur diocèse, des communautés d'un type nouveau. Celles-ci devaient être organisées conformément aux principes des communautés chrétiennes primitives. Parfois, aussi, des réformateurs d'esprit plus radical cherchaient un refuge dans l'isolement et menaient une vie solitaire de pénitents, à l'exemple des anachorètes d'Orient. D'ordinaire, cette solitude complète ne durait que peu de temps, car la sainteté de la vie de ces ermites entraînait auprès d'eux l'afflux de groupes souvent considérables de disciples, désireux de marcher sur les traces du maître choisi.

Ce serait pourtant grandement simplifier que de rattacher toutes les manifestations de ce genre à l'initiative des cercles religieux. Le XIe siècle, en effet, comme du reste toutes les époques de profonds bouleversements, connaissait un réveil des sentiments religieux parmi de larges couches de la population [3]. L'inquiétude qui les travaillait favorisa donc non seulement la popularité des réformateurs appartenant à l'état ecclésiastique, mais encore l'initiative d'actions analogues, prises en mains par des laïcs [4].

1. Charles Dereine, *Les chanoines réguliers au diocèse de Liège...*, p. 19.

2. Charles Dereine, « Vie commune, règle de saint Augustin et chanoines réguliers au XIe siècle », *Revue d'histoire ecclésiastique*, Louvain, 1946, XLI, p. 403.

3. Charles Dereine, « Odon de Tournai et la crise du cénobitisme au XIe siècle », *Revue du Moyen Age latin*, Paris, 1948, IV, p. 138.

4. « Affectabat itaque spontaneam subire pauperiem tot exemplis circumcincta nobilitas, et coenobia, quae subibat, rebus a se contemptis inferciens, aliis etiam ad haec ipsa trahendis pia semper venatione tendebat. At feminae itidem insignes maritorum celebrium jugalitate deserta, et a piis cordibus liberorum caritudine abstenta, collatis inibi opibus, ecclesiasticis se stipendiis contradebant. Qui vero, vel quae non poterant rebus ad integrum abrenunciare possessis, eos qui abrenunciaverant crebris substantiarum suarum largitionibus sustentabant, ecclesias et altaria multa jucundissimorum munerum oblatione circundabant, et orationes ac pie vivendi modum, quem tales imitando exequi non poterant, talia facientes propriis ad id faciendum juvando substantiis, in quantum licuerat exaequare studebant. » — Venerabilis Guiberti *De vita sua sive monodiarum libri tres ...*, G. Bourgin, Paris, 1907, p. 35-36.

C'est ainsi qu'à partir du milieu du XIe siècle, le nombre des ermites d'origine diverse se multiplia en France [1]. Ils respectaient en règle générale une ascèse sévère, mettant fortement l'accent sur le respect de la pauvreté. Théoriquement, donc, ils ne différaient en rien des moines de l'époque qui aimaient à se faire appeler, à partir de l'an 1000, les « pauvres du Christ » (*pauperes Christi*) [2].

Les paroles de l'Évangile, si fréquemment citées, sur la nécessité de se dépouiller de ses biens, n'abordaient la question de la pauvreté volontaire que sous son aspect négatif. Nous n'y trouvons, en revanche, aucune indication sur la façon d'assurer aux individus parfaits des moyens d'existence si modestes fussent-ils. On y voit bien que les apôtres, partant à travers le monde avec la mission de prêcher l'Évangile, ne devaient rien emporter avec eux ; il leur faudrait se contenter de ce que leur donneraient les fidèles [3]. Il était toutefois difficile d'étendre cette recommandation aux ermites vivant dans le désert. Cette lacune dans les recommandations de l'Évangile va entraîner, au fur et à mesure que se répand l'idée de la pauvreté volontaire, d'innombrables malentendus et donner naissance à des dépravations extravagantes.

Des divergences dans l'interprétation du principe de la pauvreté volontaire se manifestaient du reste jusqu'entre les ermites eux-mêmes. Ainsi, tandis que Bernard de Thiron (né en 1046 environ, mort en 1117) [4], dans la première période de sa vie de solitaire, suivant en cela l'exemple du populaire ermite du désert de Craon (aux confins de la Normandie et de la Bretagne), se contentait de ramasser des baies dans les forêts [5], son contemporain Étienne de

1. « Erant autem in confinio Cenomanicae Britanniaeque regionis vastae solitudines quae tunc temporis quasi altera Aegyptus florebant multitudine eremitarum, per diversas cellulas habitantium, virorum sanctorum ac propter excellentiam religionis famosorum, inter quos erant principes et magistri, Robertus de Arbrissello, atque Vitalis de Mauritonio, Radulphus quoque de Fusteja, qui postea fundatores exstiterunt multarum atque magnarum congregationum. » *Vita Beati Bernardi auctore Gaufrido Grosso.* Migne *Patrologia latina* CLXXII, col. 1380-1381 ; cf. Fliche-Martin, *op. cit.*, VIII, p. 446.

2. Werner, *Pauperes Christi...*, 19.

3. « Ne portez ni bourse, ni besace, ni sandales, et ne saluez personne en chemin. En quelque maison que vous entriez, dites d'abord : Paix à cette maison [...] Demeurez dans cette maison, mangeant et buvant ce qu'il y aura chez eux, car l'ouvrier mérite son salaire. » *Evangile selon saint Luc*, X, 4-5, 7.

4. M. Prévost, Roman d'Amat, *Dictionnaire de biographie française*, Paris, 1954, VI, p. 90.

5. « Hic autem nec agros colere, nec hortos fodere noverat ; sed arbusteis fetibus tantummodo, tornatilisque artis adjumento, quotidie mensae sibi fercula providebat. » *Vita Beati Bernardi...* Migne, *Patrologia latina*, CLXXII, col. 1381. « ... non ignorans unde pasceret quos invitaverat, festinus arripit cophinos suos, et aulae suae circumfusam undique silvam ingrediens, haud segniter spineta rubetaque convellicat, corylos caeterasque silvestres arbores suis exspoliat fructibus ; et dum in sportellis suis diversi generis poma coacervat, in cujusdam trunci concavitate apum examen cum tanta cerae et mellis plenitudine reperit, ut ex ipsius copiae cornu tantas abundantias crederes

Muret (né aux environs de 1040 et mort en 1125)[1], fondateur en ce lieu d'un ermitage transféré par la suite au désert de Grandmont dans le Limousin, décidait de prendre exemple sur les modèles calabrais. Aussi interdisait-il à ses disciples de posséder des terres en dehors des limites de l'ermitage, chaque nouvel adhérent devant faire abandon de tout ce qui avait un caractère profane[2]. Et, parlant de l'amour de la pauvreté, il laissait à la Providence le soin de satisfaire les besoins vitaux de la confrérie[3]. En pratique, donc, il comptait sur l'aide bénévole des sympathisants et des admirateurs. Ce n'est que lorsque cet espoir fut déçu que, devant la menace de la faim, il autorisa ses disciples, du reste au su de l'évêque du diocèse, à demander l'aumône[4].

Ces deux exemples prouvent que, dans la pratique, des individus, qui s'étaient retirés du monde de façon analogue, cherchaient par des voies différentes à résoudre la question de la pauvreté. De plus en plus fréquemment, pourtant, des ermites fixés dans une région donnée subvenaient à leur entretien, conformément à la prescription de la règle bénédictine, en travaillant de leurs mains, ce qui entraînait la nécessité de posséder des ateliers qui, toutefois, étaient considérés comme le bien commun de la congrégation.

L'exemple des cisterciens[5] va nous permettre de déceler les dangers d'une telle solution.

Les ermites établis en 1098 à Cîteaux sous la direction de Robert de Molesme constituèrent, dans la première période de l'histoire

emanasse. Admirans igitur tantos fortunae successus, peregrini monachi, quem modo in consortium susceperat, deputat meritis, quod tantam luminis ac cibi Deus materiam contulisset. » *Ibidem*, col. 1382.

1. Patrice Cousin, *Précis d'histoire monastique*, Paris, s. d., p. 288.

2. « Omnes terrarum possessiones, quae sunt extra metas locorum vestrorum, vobis tanquam peregrinis, et hic manentem civitatem non habentibus, sed futuram in coelis inquirentibus, ex toto interdicimus ; quoniam cum caeteris mundanis ingredientes eremum eas dimisistis, et ad anteriora semper est extendendum. » S. Stephani Grandimontensis *Regula*. Migne, *Patrologia latina*, CCIV, col. 1140-1141.

3. « Sanctissime Pater, quandiu tecum fuimus, pro tuo amore Deus nobis praebuit necessaria, sed post mortem tuam quomodo vivere poterimus ? Cuncta nobis aufers temporalia, et unde sustentabimur ? » Ad haec pius Pater, in fide Christi firmissimus, sic respondit : « Deum solum vobis relinquo, cujus sunt universa, cujus etiam amore cuncta pariter et vosmetipsos reliquistis. Si amando paupertatem ei constanter adhaeseritis, nec ab hac veritatis via declinaveritis, ipse juxta providentiam suam, qua mirabiliter gubernat omnia, vobis quod expedire noverit, largietur. » *Ibidem*, col. 1025.

4. « Si vero Deus, ut vos probet, ad tantam inopiam vos devenire permiserit, ut omnino victus deficiat, episcopo in cujus dioecesi locus habitationis vestrae fuerit, prius eam ita manifestare potestis. Indigentiam nostram, domine, quam illic patimur, nolumus vos ignorare. Quod si vos super hoc exaudire noluerit postquam biduo in cella jejunaveritis, duo de fratribus in religione firmiores ad quaerendum humiliter exeant, per molendina scilicet et domos, ostiatim velut caeteri pauperes eleemosynas petentes. » *Ibidem*, col. 1145.

5. Jean-Berthold Mahn, *L'Ordre cistercien et son gouvernement, des origines au milieu du XIIIe siècle*, Paris, 1951.

de l'Ordre, un groupe de pénitents observant une ascèse d'une extrême sévérité, ascèse qui découlait pourtant et avant tout d'une application littérale des prescriptions de la règle bénédictine [1]. C'est ainsi que, pour vivre dans la pauvreté, les ermites de Cîteaux renoncèrent de façon rigoureuse à la moindre propriété individuelle. Considérer les objets d'usage courant comme leur appartenant, et surtout posséder la plus petite pièce de monnaie [2] était tenu par eux pour une infraction flagrante à ce principe et pour un péché grave. Allant plus loin, les cisterciens désiraient que, tout comme eux-mêmes, leur congrégation fût pauvre [3]. Les couvents s'efforçaient donc de marquer leur observance de la règle par la sobriété de leurs sanctuaires. Ceux-ci ne possédaient ni riche ornementation intérieure [4], ni vitraux de couleurs. Aux fenêtres [5], les moines se contentaient de vitres en verre ordinaire non teinté. Extérieurement, les églises cisterciennes différaient des bénédictines par la simplicité de la construction, l'absence de clochers et de grosses cloches excessivement coûteuses [6]. On respectait la même économie pour les objets du culte, l'or et les pierres précieuses cédaient la place à des matières de moindre valeur [7]. Les cisterciens s'efforçaient d'inculquer le principe de la pauvreté à l'Ordre des Templiers fondé sous leurs auspices, et que Bernard de Clairvaux, dans la règle composée à leur intention, avait même qualifiés de « pauvres chevaliers du Christ » [8].

1. « Nunc vero volumus illisque praecipimus, ut regulam beati Benedicti per omnia observent, sicuti in Novo Monasterio observatur. Non alium inducant sensum in lectione sanctae regulae, sed sicut antecessores nostri sancti patres, monachi scilicet Novi Monasterii, intellexerunt et tenuerunt et nos hodie intelligimus et tenemus, ita ipsi intelligant et teneant. » *Charta Caritatis, Cistercii Statuta antiquissima*, auctore Mons. dr Joseph Turk, Città del Vaticano, 1948, p. 109.

2. 1154/22. « Sepultus erga quem proprietas inventa fuerit de atrio eiiciatur. » *Statuta Capitulorum Generalium Ordinis Cisterciensis...*, éd. J. M. Canivez, Louvain, 1933, I, p. 58.

1191/2. « De converso Theoloci qui ejectus est a cimiterio causa inventae pecuniae... » *Ibidem*, I, p. 134.

1183/11. « Conspiratores, incendiarii, fures, proprietatem habentes, annis singulis in Ramis palmarum post habitum sermonem, illis qui non sunt de Ordine prius emissi, ab eo qui praeest capitulo cum stola et candela accensa auctoritate Dei omnipotentis Patris, et Filii, et Spiritus Sancti, et beatae Mariae et omnium sanctorum, et totius Ordinis, excommunicentur. » *Ibidem*, I, p. 93.

3. Schnürer, *op. cit.*, II, p. 478.

4. 1134/XX. « Sculpturae vel picturae in ecclesiis nostris seu in officinis aliquibus monasterii ne fiant ineterdicimus... » *Statuta...*, I, p. 17.

5. 1134/LXXX. « Vitreae albae fiant, et sine crucibus et picturis. » *Ibidem*, I, p. 31.

6. 1157/16. « Turres lapideae ad campanas non fiant. » *Ibidem*, I, p. 61.

1157/21. « Campanae nostri Ordinis non excedant pondus quingentarum librarum : ita ut unus pulset, et nunquam duo pulsent simul. » *Ibidem*, I, p. 62.

7. 1134/X « ... Omnia monasterii ornamenta, vasa, utensilia sine auro et argento et gemmis, praeter calicem et fistulam : quae quidem duo sola argentea et deaurata, sed aurea ne quaquam habere permittimur. » *Ibidem*, I, p. 15.

8. Schnürer, *op. cit.*, II, p. 479.

Cette austérité ne résolvait pourtant pas le problème de la pauvreté. Une dérogation au caractère absolu de celle-ci résidait dans la propriété commune de la confrérie, à savoir son instrument de travail — la terre [1]. A l'origine, on s'était efforcé d'en limiter l'importance à ce qui était strictement indispensable pour assurer la subsistance des religieux. A l'occasion, on soulignait de façon catégorique qu'il était interdit à la confrérie de bénéficier de dîmes ou rentes et de l'aide d'autrui [2] ; l'Ordre posséderait seulement la quantité de terre que les frères seraient en mesure de travailler de leurs propres mains. Guidé par ce principe, le couvent devait donc être capable de se suffire à lui-même, ce qui impliquait en outre pour les moines la nécessité de pratiquer l'élevage. Cette dernière activité, en raison de l'interdiction de faire figurer des plats de viande dans le menu ordinaire du monastère [3], amenait les membres de la communauté à échanger au marché la partie non utilisée de leur production. Pis encore, au fur et à mesure que se développaient les rapports marchands et monétaires, les échanges en nature étaient progressivement remplacés par des opérations monétaires plus ou moins développées [4].

Pourtant, la cause principale de l'abandon des principes primitivement adoptés fut autre. Elle consista avant tout dans la popularité croissante de Cîteaux, qui vit affluer des dons de plus en plus nombreux de ses admirateurs. Ce sont à coup sûr ces dons qui entraînèrent la création d'une catégorie de frères lais, dits frères convers, dont l'unique obligation était de besogner pour l'Ordre et de se livrer aux divers travaux agricoles et artisanaux nécessaires aux monastères [5]. C'est ainsi qu'au bout de vingt-cinq ans environ d'existence, le groupe des ermites de Cîteaux s'était transformé en un véri-

1. 1134/V. « Monachis nostri ordinis debet provenire victus de labore manuum, de cultu terrarum, de nutrimento pecorum, unde et licet nobis possidere ad proprios usus aquas, silvas, vineas, prata, terras a saecularium hominum habitatione semotas, et animalia praeter illa quae magis solent provocare curiositatem, et ostentare in se vanitatem quam aliquam affere utilitatem, sicut sunt cervi, grues, et cetera hujusmodi. » *Statuta...*, I, p. 14.

2. IX. « Ecclesias, altaria, sepulturas, decimas alieni laboris vel nutrimenti, villas, villanos, terrarum census, furnorum et molendinorum redditus, et cetera his similia monasticae puritati adversantia, nostri et nominis et ordinis excludit institutio. » *Ibidem*, I, p. 14-15.

3. XXIV. « Intra monasterium nullus vescatur carne aut sagimine, nisi omnino infirmi et artifices conducti. » *Ibidem*, I, p. 18.

4. LI. « Multa de mercatoribus nostris querela est, multa confusio. Quia tamen ad nundinas nominatas interdum mittere fratres nostros coemendarum mercium quibus utimur necessitas persuadet, hoc saltem consentiamus ut nihil vendamus in eis. Sed cum vendimus res nostras ubi ubi, caveamus inhonestas commutationes mercium quas iterum venumdare debeamus, nec accipiamus in pretio nisi aurum vel argentum vel nummos, vel tales merces quibus in ordine ordinate utimur. » *Ibidem*, I, p. 24.

5. VIII. « Per conversos agenda sunt exercitia apud grangias et per mercenarios... » *Ibidem*, I, p. 14.

table Ordre disposant d'un support matériel nullement négligeable. Et comme il était difficile, dans la vie quotidienne du couvent, de faire la distinction entre la propriété individuelle des moines et la propriété commune, de respecter la pauvreté évangélique dans un monastère riche, la recommandation de s'en tenir à la pauvreté, quoique assortie de prescriptions formelles, devenait dans la pratique de plus en plus illusoire.

La période la plus ancienne de l'histoire de Cîteaux, celle où régnait encore de façon rigoriste le respect des prescriptions de la règle, rappelle la situation qui existait dans l'ermitage de la Grande Chartreuse, fondé en 1084 par saint Bruno (1035-1101)[1]. Cette confrérie ne parvint jamais au degré de développement que connut Cîteaux, et évita par là même l'afflux de dons trop nombreux. Et bien qu'avec le temps elle eût également introduit la catégorie des frères convers qui avaient pour obligation de gérer l'économie du monastère, elle parvint dans une bien plus grande mesure que les cisterciens à maintenir les principes d'une ascèse sévère. La transformation relativement tardive de la Chartreuse en Ordre (1164) y contribua sans doute[2].

La pauvreté volontaire, dont l'application intransigeante se heurta à tant de difficultés parmi les groupes d'ermites sédentaires, était plus facile à observer par les prédicateurs itinérants. Dans leur activité, ils ne se bornaient pas à flétrir les tares du clergé d'alors, dont il a été question au chapitre précédent. En effet, se présentant en réformateurs de la vie chrétienne en général, ils reprochaient à leurs auditeurs de s'être écartés des commandements de l'Évangile et les appelaient à faire pénitence, à retrouver le mode de vie recommandé par les premiers apôtres et à respecter la paix. Leurs déplacements continuels ne permettaient pas à ces prédicateurs de subvenir à leurs besoins en travaillant de leurs mains. Ils vivaient donc de ce qu'ils obtenaient de leurs auditeurs et de leurs fervents adeptes.

1. « Habent quippe singuli cellulas per gyrum claustri proprias, in quibus operantur, dormiunt et vescuntur. Dominica a dispensatore escas, panem scilicet ac legumen accipiunt, quod unicum pulmenti genus a quoque eorum apud se coquitur. Aquam autem, tam haustui quam residuo usui, ex ductu fontis, qui omnium obambit cellulas, et singolorum per certa foramina aediculis influit, habent. Pisce et caseo dominicis et valde festis diebus utuntur : pisce dixerim, non quem sibi ipsi emerunt, sed quem bonorum aliquorum virorum largitione susceperint. » Venerabilis Guiberti, *De vita sua....*, p. 33. « Cupiditatis occasiones nobis et nostris posteris, quantum Deo juvante possumus, praecidentes, praesentis scripti sanctione statuimus, quatenus loci hujus habitatores, extra suae terminos eremi nihil omnino possideant, id est non agros, non vineas, non hortos, non ecclesias, non coemeteria, non oblationes, non decimas et quaecunque hujusmodi. » — Guigonis Carthusiae Majoris prioris quinti *Consuetudines*. Migne, *Patrologia latina*, CLIII, col. 719-720.

2. Cousin, *op. cit.*, p. 290.

Le plus éminent représentant de la prédication itinérante fut sans conteste Robert d'Arbrissel (né en 1060 environ [1] et mort en 1117). Il sortait d'une famille modeste; on le disait fils d'un curé de village [2]. Entré dans les Ordres, il exerça ses fonctions tour à tour à Rennes et à Angers. Dans cette dernière ville, il s'acquit la réputation de soulever les foules par sa prédication. Aussi, lorsqu'en 1095 Robert décida de se retirer au désert dans la forêt de Craon, il se vit accompagné de ses auditeurs les plus fidèles. Pour maintenir la cohésion et la confiance du groupe, Robert fonda à La Roë [3], sur un terrain cédé par le seigneur du lieu, un établissement de chanoines réguliers auxquels il donna une règle composée par lui-même. Il ne devait toutefois pas y demeurer longtemps. En effet, le pape Urbain II, qui pendant son voyage en France avait visité Angers en février 1096, désira, paraît-il, entendre le célèbre orateur [4]. Charmé par son talent, il l'incita à quitter La Roë et à reprendre son œuvre de prédicateur [5].

Les prédicateurs itinérants possédaient un puissant moyen d'action sur les masses. Complètement ignorantes des Écritures, celles-ci constituaient un auditoire de choix pour les pèlerins et les jongleurs. Leurs récits trouvaient des oreilles attentives dans toutes les couches de la société. Il suffira de rappeler [6] le succès de Pierre d'Amiens, dit l'Ermite, qui prêcha la première croisade et parvint à entraîner à sa suite des foules paysannes considérables, en leur proposant comme objectif non seulement de libérer la Terre sainte du joug turc, mais également d'édifier le royaume de Dieu dans la patrie temporelle du Christ [7].

La population de l'Occident qui, en ce temps-là, avait commencé à briser les liens du particularisme féodal et aspirait à modifier sa situation, constituait un terrain extrêmement propice à toutes

1. Fliche, Martin, *op. cit.*, VIII, p. 448.

2. J. de Pétigny, « Robert d'Arbrissel et Geoffroi de Vendôme », *Bibliothèque de l'Ecole des Chartes*, Paris, 1854, 3e série, V, p. 1 ; Johannes von Walter, *Die ersten Wanderprediger Frankreichs*, I : *Robert von Arbrissel*, Leipzig, 1903, p. 95-96.

3. Pétigny, *op. cit.*, p. 5 ; Walter, *op. cit.*, p. 105.

4. Werner, *Pauperes Christi...*, p. 88, met en doute les contacts de Robert d'Arbrissel avec le pape.

5. « Locutus est ergo luculenter ad populum : cujus verba valde domino papae complacuerunt. Intellexit etenim quod Spiritus sanctus os ejus aperuerit. Imperat denique, et injungit ei praedicationis officium, et aliquantulum renitenti ei talis obedientiae commendat ministerium. Secundum a se eum statuit seminiverbum : utque ubique discurrat, adhortatur ad hujusmodi studium. » *Vita B. Roberti de Arbrissello auctore Baldrico episcopo Dolensi.* Migne, *Patrologia latina*, CLXII, col. 1050-1051 ; Pétigny, *op. cit.*, p. 5 ; Schnürer, *op. cit.*, II, p. 482.

6. Adolf Hausrath, *Weltverbesserer*, Leipzig, 1895 (cité selon la traduction russe parue sous le titre *Srednevikoviie reformatori*, Saint-Pétersbourg, 1900, II, p. 123).

7. Schnürer, *op. cit.*, II, p. 481 ; Adolf Waas, *Geschichte der Kreuzzüge*, I, Freiburg, 1956, p. 78-85.

les formes de propagande orale. Et comme le clergé paroissial la privait d'éloquence sacrée, elle accueillait avec enthousiasme les discours des prédicateurs itinérants. Ainsi s'explique incontestablement le succès que connut Robert d'Arbrissel.

Reprenant son activité, il ne se borna plus à la seule ville d'Angers; l'Anjou, la Touraine et le Poitou devinrent le champ de son action. Vêtu de haillons, il allait pieds nus d'une bourgade à l'autre, combattant la démoralisation du clergé et appelant tous les chrétiens à faire acte de pénitence, voire à se livrer à l'ascèse [1], étape préliminaire de l'amélioration des relations entre les hommes. Son talent d'orateur était si grand qu'il entraînait les auditeurs des deux sexes et de tous les états [2]. Ceux-ci abandonnaient leurs maisons et renonçaient au mode de vie qu'ils avaient mené jusqu'alors, dans leur désir de marcher sur les traces du prédicateur à la bouche d'or. Robert errait de la sorte à la tête de foules de plus en plus considérables [3], dormant avec ses fidèles dans les bois et vivant de ce que la population des environs offrait aux pénitents [4]. Le grand nombre de femmes qui l'accompagnaient posait un problème difficile auquel il fut contraint de chercher une solution. Robert d'Arbrissel ne faisait aucune différence entre les représentants de l'un et l'autre sexe; il fut à cet égard un complet novateur. Pourtant son libéralisme et sa confiance naïve dans les bonnes intentions de tous ses auditeurs conduisaient parfois à des scènes scandaleuses.

Pour cette raison, son activité ne jouissait pas de la sympathie du clergé diocésain [5]. Celui-ci y voyait non seulement une menace pour ses prérogatives et les revenus qui allaient de pair avec elles [6],

1. « Abstinentia, quam facis, scilicet quod tribus diebus tantummodo in hebdomada reficis, satis laudabilis esset, si quo modo videretur regularis. » Goffridi abbatis Vindocinensis *Epistolae*, lib. IV, epistola XXVIII. Migne, *Patrologia latina*, CLVII, col. 170.

2. « Ipsius delibutum sermonibus, instantum peccatis abrenuntiantium crevit examen, ut numerus pene fuerit innumerus : quos alio nolebat censeri vocabulo, nisi pauperes Christi. Multi confluebant homines cujuslibet conditionis; conveniebant mulieres, pauperes et nobiles, viduae et virgines, senes et adolescentes, meretrices et masculorum aspernatrices. » *Vita B. Roberti*... Migne, *Patrologia latina*, CLXII, col. 1053.

3. Pétigny, *op. cit.*, p. 6.

4. « Inspiravit etenim Deus omnium omnibus indigenis circum habitantibus, quatenus quotidianum eis miserint edulium, quotidianum eis praeparaverint epulum, necdum quidem sine Deo poterat fieri, qui continuabat circumsitis colonis voluntatem panes dirigendi. » *Vita B. Roberti*... Migne, *Patrologia latina*, CLXII, col. 1053.

5. « Tu vero sine voluntate nostra hanc abstinentiam arripuisti. Unde timeo ne vanitati potius deputetur quam saluti. Te igitur, frater, admoneo, ut quod voluntate propria praesumpsisti, voluntate nostra et consilio deseras... » Goffridi..., *Epistolae*. Migne, *Patrologia latina*, CLVII, col. 171.

6. « Videmus egentes presbyteros a suis desertos gregibus velut indignos, quibus se offerant, quorum se commendent orationibus, a quibus injunctionem poenitentiae

mais encore un scandale public[1]. Il craignait également le radicalisme qui se dégageait des manifestations de masse des pénitents. Il accusait enfin l'imitateur de la vie apostolique de répandre l'anarchie, de tolérer la débauche[2] et de se prononcer contre l'ordre social sanctionné par la tradition.

La prolongation de cette vie nomade au sein d'un groupe d'auditeurs aussi nombreux et hétérogène entraînait pour Robert lui-même toutes sortes de difficultés. Les pénitents qui l'accompagnaient se recrutaient, nous l'avons dit, dans tous les milieux. N'y manquaient même pas les criminels, non plus que, dans la cohorte si nombreuse des femmes, des prostituées repenties. Il y avait également beaucoup de mendiants et de malades. Toutes ces circonstances étaient exploitées et critiquées par un clergé mal disposé, qui décelait dans l'activité réformatrice de Robert, les influences du donatisme et l'accusait d'avoir personnellement des mœurs dissolues. Robert lui-même finit par se rendre compte que ses pénitents (les *pauperes Christi*, comme il les appelait), après avoir profité pendant un certain temps de la bienfaisance publique, devenaient un fardeau pour la région dans laquelle ils séjournaient. En outre, ces foules où les sexes étaient mêlés se permettaient des excès scandaleux qui provoquaient l'indignation de la population locale. C'est dans ces conditions, donc, que cédant à la pression des autorités ecclésiastiques, il décida de faire de ses pénitents nomades, qui vivaient de l'aumône publique, des ermites sédentaires. Ceux-ci, pour vivre, cultiveraient de leurs mains la terre provenant de dons de riches bienfaiteurs[3]. Il confia donc à trois

accipiant, quibus solvant decimas vel primitias, qui omnes tunc se quaeruntur judicio condemnatos. Videmus turbas ad te undique confluentes, tibi tuisque honores, quos propriis debent pastoribus, impendentes. » Marbodi Redonensis episcopi *Epistolae.* Migne, *Patrologia latina*, CLXXI, col. 1484.

1. « Audivimus enim quoniam circa sexum femineum, quem regendum coepisti, duobus modis altero alteri prorsus contrario te ita sollicitum reddis, quod modo in utroque modum discretionis penitus excedis. Feminarum quasdam, ut dicitur, nimis familiariter tecum habitare permittis, quibus privata verba saepius loqueris, et cum ipsis etiam, et inter ipsas noctu frequenter cubare non erubescis. » Goffridi..., *Epistolae.* Migne, *Patrologia latina*, CLVII, col. 182. « At enim tibi forte conducit, ut cum vulgari opinione omnis Ecclesiae ordo viluerit ; tu solus cum tuis habearis in pretio. Non enim desunt qui hoc tale taliter interpretentur. Sed haec astutia veterem hominem sonat, terrena est, animalia est, diabolica est. Non decet tuam professionem, non decet hanc perigrinationem, non decet hos pannos. » Marbodi Redonensis episcopi *Epistolae.* Migne, *Patrologia latina*, CLXXI, col. 1484.

2. « Taceo de juvenculis, quas, sicut dixi, sine examine professas mutata veste per diversas cellulas protinus inclusisti, quarum rudimentis, vel si regulari custodia cingerentur, non modice timendum erat. Hujus igitur facti temeritatem miserabilis exitus probat : aliae enim, urgente partu, fractis ergastulis elapsae sunt ; aliae in ipsis ergastulis pepererunt. » *Ibidem*, col. 1485.

3. « Robertus iste, iste, inquam, Robertus omnimode pro Christo pauperatus, exsul a patria, et a propriis cognationibus ; turbis, quibus praedicaverat circumseptus,

de ses compagnons Bernard de Thiron, Vital de Savigny et Raoul de La Fûtaie, le soin de diriger les hommes, tandis qu'il se chargeait des femmes. Deux ermitages furent fondés pour les pénitents du sexe masculin, l'un à Thiron (dans le Perche chartrain) et l'autre à Savigny (dans le diocèse d'Avranches), tandis que les femmes étaient installées à Fontevrault, non loin de Saumur, et à Nid-de-Merle, aux environs de Rennes [1].

Robert d'Arbrissel, qui était resté avec les femmes, donna à leur communauté une bien curieuse organisation. Considérant leur diversité d'origine et de conditions, il les divisa en trois groupes [2] : un couvent destiné aux dames et aux matrones, une maison de pénitence pour les prostituées repenties, enfin un hôpital pour les malades et les lépreuses. Simultanément, désireux d'assurer à la communauté féminine protection et assistance pour le travail de la terre, il leur adjoignit un certain nombre d'hommes, qui se trouvaient totalement soumis à la juridiction de l'abbesse.

Il n'est pas de notre propos de nous occuper de l'évolution ultérieure des fondations liées à l'activité de Robert d'Arbrissel. Il nous suffira de constater que la tentative de s'en tenir à la pauvreté absolue, voulue par l'animateur du mouvement des pénitents, aboutit à un échec dès l'instant où il eut installé ses disciples dans des ermitages. Il se peut que Robert d'Arbrissel se soit décidé à agir de la sorte par crainte d'un conflit tant avec la hiérarchie ecclésiastique qu'avec la féodalité de la région [3]. Il renonçait donc à son apostolat errant dont la poursuite, sous sa forme originelle, devait obligatoirement dégénérer tôt ou tard en un conflit social. Nous pouvons observer avec beaucoup de netteté son évolution d'après sa lettre à la comtesse Ermengarde de Bretagne. Dans cette lettre de 1109 [4], il la conjurait d'aimer la pauvreté volontaire, ajoutant qu'elle devrait, au milieu des richesses et des honneurs, se souvenir des paroles du psalmiste : « Car je suis un hôte chez toi,

ne illis deesse videretur, in Fontevraldensi solitudine, sine cujuslibet reditus pecunia, multa pauperibus mansiones aedificavit propter Christum. » *Vita B. Roberti...* Migne, *Patrologia latina*, CLXII, col. 1056.

1. « Dum igitur Bernardus monasterium suum aedificaret in Francia, Robertus Abreselensis suum construxerat in Aquitania, nempe Fontis Ebraldi, Radulphus Fusteiensis in Britannia, Vitalis vero de Mauritonio suum fabricabat in Northmannia, nempe Savinejum in dioecesi Abrincensi, quod postea domno Bernardo cessit cum monasteriis inde pendentibus. » *Vita B. Bernardi...* Migne, *Patrologia latina*, CLXXII, col. 1416 ; cf. Walter, *op. cit.*, p. 109.
2. Pétigny, *op. cit.*, p. 10.
3. *Ibidem*, p. 12.
4. « Paupertatem voluntariam dilige. Inter dignitates et honores, inter divitias et sericos pannos, inter virum et pueros dilectos, et parentes divites, suspirans cum propheta, dic : Ego autem mendica sum et pauper, Dominus sollicitus es mei. » J. de Pétigny, « Lettre inédite de Robert d'Arbrissel à la comtesse Ermengarde », *Bibliothèque de l'Ecole des Chartes*, Paris, 1854, p. 233.

un passant, comme tous mes pères »[1]. Il en revenait donc à la thèse biblique selon laquelle l'homme n'est que l'utilisateur de richesses dont Dieu demeure l'unique possesseur.

Un autre réformateur de la vie chrétienne commença également par être un prédicateur itinérant : le fondateur de l'Ordre des prémontrés qui rivalisèrent de popularité avec les cisterciens. Contrairement à Robert d'Arbrissel, Norbert de Xanten (né en 1085[2], mort en 1134) était un représentant du monde féodal. Chanoine de Xanten et chapelain de l'empereur Henri V, Norbert menait une vie mondaine. La crise violente, qu'à en croire la légende, il connut après avoir failli mourir frappé par la foudre, l'incita à abandonner en 1115 le milieu dans lequel il avait vécu jusqu'alors, à distribuer ses biens aux pauvres et à atteindre à un état de pauvreté tel qu'il lui était possible, « étant devenu nu, de tenir compagnie à la croix nue »[3]. C'est alors que Norbert, avec l'approbation du pape, entreprit son action de prédicateur. La région qu'il choisit fut les confins nord-est de la France, qu'il parcourut pieds nus, appelant la population à faire acte de pénitence, à s'amender, à adopter un mode de vie apostolique et à sauvegarder la paix. Il était entouré par une foule de plus en plus nombreuse de disciples et d'auditeurs qui avaient coutume d'accompagner le prédicateur dans ses pérégrinations. Les sources dont nous disposons ne nous ont pas conservé la description de comportements scandaleux de ces foules, comme cela avait été le cas pour Robert d'Arbrissel ; mais le mauvais vouloir des autorités diocésaines dut être assez considérable puisque, sous sa pression, Norbert se décida, en 1120, à abandonner la prédication ambulante et à fonder une communauté d'ermites à Prémontré, non loin de Laon[4]. Elle devait respecter la pauvreté volontaire, tout en rompant avec un radicalisme dangereux en ce domaine[5]. Les disciples de Norbert trouvèrent refuge dans la maison conventuelle fondée à Prémontré. Norbert établit les sœurs auprès de la communauté fondée sur ces principes ; elles devaient s'y adonner aux travaux féminins (tissage, couture, lessive, etc.), l'administration étant commune[6]. C'était là, nous le voyons, l'inverse de la situation que nous avons pu observer à Fontevrault créé par Robert d'Arbrissel. Tout comme chez les cisterciens,

1. Psaume XXXIX, 13.
2. E. de Moreau, *Histoire de l'Église en Belgique*, Bruxelles, s. d., III, p. 439.
3. « ... nudam crucem nudus utique sequi deberet... » *Vita S. Norberti...* Migne, *Patrologia latina*, CLXX, col. 1272.
4. François Petit, *La spiritualité des Prémontrés aux XIIe et XIIIe siècles*, Paris, 1947, p. 40 et 213 ; Wladyslaw Knapinski, *Świety Norbert i jego zakon* (*Saint Norbert et son Ordre*), 1884, Varsovie, p. 46.
5. Charles Dereine « Les origines de Prémontré », *Revue d'histoire ecclésiastique*, Louvain, 1947, XLII, p. 356, expose l'opinion de Th. Heijman.
6. Knapinski, *op. cit.*, p. 85.

Norbert exigeait de ses disciples qu'ils demeurassent pauvres, renonçant à toute propriété individuelle. En même temps, il décidait que toutes les ressources seraient mises en commun pour couvrir les besoins vitaux des frères[1]. Ceci semble indiquer qu'au début, les prémontrés n'auraient pas vécu exclusivement du travail de leurs mains, mais également des dons de la population des environs.

Les exemples que nous avons exposés jusqu'à présent nous ont fait connaître une forme de vie apostolique qui débouchait, dans sa dernière phase, sur la fondation de communautés de moines ou de chanoines réguliers. Il arrivait aussi parfois qu'une activité de cet ordre eût pour effet la constitution de communautés laïques, prenant exemple sur les communautés chrétiennes primitives. C'est ainsi que l'action entreprise en Allemagne par l'abbaye bénédictine de Hirsau (en Franconie) entraîna la constitution, parmi les habitants de la région, de communautés[2] groupant des familles isolées, voire des villages entiers. Les habitants, conservant en principe un mode de vie laïc, se soumettaient à la direction du couvent ou du prêtre séculier du lieu. Bernold, aux informations duquel nous sommes redevables de ces renseignements, et qui affirme que les communautés de ce type furent formellement reconnues en 1091 par le pape Urbain II, n'explique pas, toutefois, dans sa courte relation, en quoi consistait cette vie communautaire[3].

1. « ... plena abjectio terrenorum, socialis communio rerum temporalium, quae ad sublevandam inopiam subditorum erat expendenda ; aequa et competens earumdem inter eos divisio, juxta necessitates singulorum ; concors denique vicissim unitas, et una concordia animorum : quatuor haec. » Adami Praemonstratensis *Liber de ordine, habitu et professione canonicorum...*, Migne, *Patrologia latina*, CXCVIII, col. 511.

2. G. G. Mersseman, E. Adda : « Pénitents ruraux communautaires en Italie au XIIe siècle », *Revue d'histoire ecclésiastique*, Louvain, 1954, XLIX, p. 343-5 ; Werner, *Pauperes Christi...*, p. 94.

3. « His temporibus in regno Teutonicorum communis vita multis in locis floruit, non solum in clericis et monachis religiosissime commanentibus, verum etiam in laicis, se et sua ad eandem communem vitam devotissime offerentibus, qui etsi habitu nec clerici nec monachi viderentur, nequaquam tamen eis dispares in meritis fuisse creduntur. Se enim servos eorumdem pro Domino fecerunt, imitantes ipsum qui non venit ministrari set ministrare, qui et suos sectatores ad majoritatem per servicii exhibitionem docuit pervenire. Nempe ipsi abrenunciantes seculo, se et sua ad congregationes tam clericorum quam monachorum regulariter viventium devotissime contulerunt, ut sub eorum obedientia communiter vivere et eis servire mererentur. Quapropter invidia diaboli contra eorumdem fratrum probatissimam conversationem quosdam emulos incitavit, qui eorum vitam malivolo dente corroderent, quamvis ipsos ad formam primitivae aeclesiae communiter vivere viderent. Unde domnus papa Urbanus illorum conversationem ab ipsis apostolis plantatam, set ab eorum successoribus latissime propagatam, decreti sui apostolica auctoritate firmavit, ipsumque decretum praelatis eorumden fratrum his verbis denunciare curavit : *Quosdam*, inquit, *accepimus morem vestrorum cenobiorum corodentes, quo laicos seculo renunciantes, et se suaque ad communem vitam transferentes, regendos in obedientia suscipitis. Nos autem eandem conversationem et consuetudinem, sicut oculis nostris inspeximus, laudabilem,*

Il a fallu attendre les recherches menées de nos jours pour découvrir l'existence de communautés analogues en Italie septentrionale, ce qui ouvre de meilleures perspectives à l'étude de cette intéressante institution. Il nous faut, pour plus de précision, ajouter pourtant que les documents dont nous disposons remontent seulement à la fin du XIIe siècle, soit un siècle après les phénomènes dont nous avons mentionné l'existence en Allemagne.

Or, de documents portant sur ce genre de communautés dans le diocèse de Vicence[1], il semble ressortir incontestablement que les membres de celle-ci prenaient exemple sur les communautés chrétiennes du temps des apôtres. Ils renonçaient donc à leurs biens au bénéfice de l'institution religieuse, qui exerçait sur eux un patronage *sui generis*. Quant au fruit de leur travail, ils le livraient à l'administration de la communauté, qui devait satisfaire à tous les besoins des membres de la collectivité. C'était donc, au plein sens du terme, une communauté de consommation.

Évidemment, on ne peut être certain que les collectivités de vie communautaire en Allemagne aient été identiques aux italiennes. Il ressort néanmoins de la relation de Bernold que c'était là en général un phénomène assez répandu. Leur déclin ne se produit du reste qu'au XIIIe siècle.

et eo perpetua conservatione dignissimam, quo in primitivae aeclesiae formam impressa est, judicantes, approbamus, sanctam et catholicam nominamus, et per praesentes literas apostolica auctoritate confirmamus. Non solum autem virorum set et feminarum innumerabilis multitudo his temporibus se ad hujusmodi vitam contulerunt, ut sub obedientia clericorum sive monachorum communiter viverent, eisque more ancillarum quotidiani servicii pensum devotissime persolverent. In ipsis quoque villis filiae rusticorum innumerae, conjugio et seculo abrenunciare et sub alicujus sacerdotis obedientia vivere studuerunt. Set et ipsi conjugati nichilominus religiose vivere et religiosis cum summa devotione non cessaverunt obedire. Hujusmodi autem studium in Alemannia potissimum usquequaque decenter effloruit; in qua provincia etiam multae villae ex integro se religioni contradiderunt, seque invicem sanctitate morum praevenire incessabiliter studuerunt. » Bernoldi *Chronicon* (MGH. SS., V. p. 452-3).

1. Mersseman, Adda, *op. cit.*, p. 346 et suivantes.

CHAPITRE III

Vers un conflit avec l'Église

En s'efforçant de retrouver les formes d'une vie apostolique, les réformateurs du XIe siècle furent contraints de prendre parti dans différents domaines de la vie pratique. Il s'agissait en effet non seulement d'interpréter la pauvreté volontaire, mais également d'adopter une attitude sur le problème de la propriété. Se posait en outre la question de savoir si les formes existantes d'institutions ecclésiastiques correspondaient à l'idéal dont la description nous a été conservée par les *Actes des Apôtres*.

Dans le chapitre précédent, nous nous sommes efforcé de présenter les partisans de la vie apostolique qui, dans leur activité réformatrice, se soumettaient à la direction de la hiérarchie ecclésiastique. En définitive, ils devinrent les dirigeants de communautés érémitiques plus ou moins ascétiques.

Il est pourtant fort difficile de tracer une ligne de partage entre l'idéologie des mouvements prônant la vie apostolique et reconnus comme orthodoxes par l'Église, et celle des mouvements qui se virent condamnés par elle. Parfois, en effet, le hasard décidait, autrement dit, d'une part, les préventions des autorités ecclésiastiques contre les activités apostoliques dues à l'initiative des réformateurs, et d'autre part, le tempérament des novateurs qui refusaient de se soumettre aux exigences de la hiérarchie. Dans le seul cas où un conflit aigu se déclarait entre le pouvoir ecclésiastique et les réformateurs, ces derniers avaient tendance à se rapprocher des mouvements hérétiques combattus par l'Église, ou à obtenir leur soutien.

La vie érémitique, si répandue au XIe siècle, favorisait les interprétations individuelles d'un renouveau de la vie chrétienne. Quant au désir d'imiter l'action des apôtres, il contribuait à multiplier le nombre des prédicateurs itinérants. La fluidité de la population de l'époque, qui se déplaçait facilement d'un lieu à un autre, tant pour des raisons de dévotion (pèlerins), que pour rechercher des centres d'enseignement (escholiers), ou poussée par l'attrait du gain (marchands et par la suite paysans, également), enfin le grand nombre de gens vivant ordinairement d'aumônes, tout cela favorisait ce genre d'activité.

La majeure partie des prédicateurs itinérants ne joua pas un rôle considérable. Certains acquirent cependant une plus large popularité et, en raison de leur attitude envers le clergé de leur diocèse, se trouvèrent en conflit ouvert avec l'Église officielle. Des frictions de ce genre se produisirent avant tout là où les prédicateurs itinérants ne se bornaient pas à prêcher la pénitence et à appeler le clergé à amender sa vie et ses mœurs, mais où, sous l'influence des sectes dualistes qui se multipliaient, surtout dans le midi de la France, ils commençaient à attaquer la structure, la liturgie et même la doctrine officiellement adoptée par l'Église.

Pour illustrer pareille démarche, nous pouvons choisir, à titre d'exemple, la vie d'un moine de Cluny, Henri de Lausanne (mort vers 1148). Après avoir quitté son couvent, il commença, comme prédicateur itinérant, à exhorter ses auditeurs à faire pénitence et à amender leur vie. Il ne se privait pas, en même temps, de flétrir le clergé qui menait une existence profane[1]. Les sources situent au Mans le terrain de son activité vers 1116[2]. Bien accueilli tout d'abord par le clergé, il entra bientôt en violent conflit avec lui. En effet, le vulgaire, excité par ses discours, s'attaqua au haut-clergé local, fomentant contre lui troubles et révoltes[3]. Henri dut

1. Schnürer, *op. cit.*, II, p. 483.
2. Raoul Manselli, *Studi sulle eresie del secolo XII*, Roma, 1953, p. 50.
3. « Clerici vero per quemdam Canonicum eidem hypocritae litteras, quia viva voce cum eo loqui non audebant, in hunc modum transmisere : " Ecclesia nostra te et socios tuos, in vestimentis ovium venientes, sed intrinsecus lupi rapacis molientes insidias, cum pace recepit et honore. Ipsa etiam tibi affectum et effectum fraternae caritatis exhibuit, existimans quod populum de salute animarum fideliter commoneres, et semen

quitter la région avec ses partisans. Il se rendit dans le sud, en Aquitaine, puis au Languedoc où il poursuivit son activité errante. Cité par l'archevêque d'Arles en 1135 à comparaître devant le tribunal synodal de Pise, il y fut reconnu hérétique et emprisonné [1]. Dès sa libération, il reprit son activité. Peut-être est-ce seulement alors qu'il eut connaissance de l'hérésie dualiste de Pierre de Bruys, condamnée par l'Église [2] et se laissa influencer par elle. Quoi qu'il en soit, on peut relever, dès lors, deux tendances dans les opinions professées par Henri de Lausanne. La première, à en juger par les mentions très générales qu'en font les sources, ne divergeait en rien de l'idéologie représentée par les prédicateurs itinérants du nord-ouest de la France [3]. Ses idées semblent en particulier voisines de celles de Robert d'Arbrissel. L'autre tendance, en revanche, semble se rattacher à l'enseignement de Pierre de Bruys. A la suite de ce dernier, Henri rejetait le baptême des enfants [4], et niait l'existence du péché originel. Il recommandait la confession en public [5]. Enfin, il niait l'efficacité des prières pour les morts, à qui elles ne pouvaient être d'aucun secours [6]. Par son enseignement, Henri se gagna de nombreux partisans, surtout parmi les tisserands du Languedoc.

Cette fois, son activité entraîna une prise de position ferme des autorités ecclésiastiques. Fut envoyée au Languedoc, une commission composée du légat pontifical, le cardinal-évêque d'Ostie, Albéric, de Godefroy, évêque de Chartres, et de Bernard, abbé cistercien de Clairvaux. Sur leur recommandation, Henri fut enfermé comme hérésiarque dans un couvent, pour y faire pénitence [7].

verbi Dei in cordibus eorum sinceriter seminares : sed tu pro pace iram, pro honore opprobrium pro caritate odium, maledictionem pro benedictione perverso ordine reddere, et Ecclesiam Dei fallacia tua perturbare praesumptisti ; nam inter Clerum et populum discordiam seminasti, ac seditiosae plebis multitudinem cum gladiis et fustibus adversus matrem Ecclesiam, traditione decies iterata, commovisti. Nobis osculum Judae porrexisti, nosque et universum Clerum publica injuria haereticos appellasti ". » *Ex Gestis Pontificum Cenomannensium. Recueil des historiens des Gaules et de la France*, XII, p. 548-549.

1. Arno Borst, *Die Katharer*, Stuttgart, 1953, p. 85.
2. Borst, *op. cit.*, p. 86, soutient qu'Henri n'a pris connaissance de la doctrine de Pierre de Bruys qu'en 1135 seulement. Hefele, Leclercq, *op. cit.*, V¹, p. 712, estiment par contre que cela s'est produit dès qu'Henri déplaça son activité vers le midi.
3. Hefele, Leclercq, *op. cit.*, V¹, p. 710 et suiv..
4. Manselli, *op. cit.*, p. 57, 59.
5. *Ibidem*, p. 60.
6. *Ibidem*, p. 61.
7. « Anno MCXLVIII. Haeresis Eonitarum intra Britannias pullulat, imo (ut verius dicatur) maxima haeresis Popelitanorum Henrici Apostatae pessimi, quondam nigri Monachi, in terra Albigensium pullulavit, qui cum esset idiota, et ipsos apices litterarum vix cognosceret [...] Contra tam pestiferam haeresim missi sunt a domino Papa Hostiensis Episcopus et Legatus vir venerabilis Albricus, et Carnotensis Episcopus Godefridus vir religiosus, et Abbas Clarevallensis Bernardus. » *Ex Chronico Alberici. Recueil des historiens des Gaules et de la France*, XIII, p. 701 ; cf. Jean Guiraud, *Histoire de l'Inquisition au Moyen Age*, Paris, 1935, I, p. 5.

Cette mesure ne mit pourtant pas un terme à son influence. En effet, des henriciens survécurent à la condamnation qui avait frappé leur maître, et se maintinrent encore pendant un certain temps en France [1], prêchant, parallèlement à l'enseignement de Pierre de Bruys condamné par l'Église, les principes de la pauvreté volontaire.

La lutte pour la réforme de l'Église, qui avait contribué à populariser l'idée de la pauvreté volontaire en tant que voie évangélique menant à la perfection, entra dans une nouvelle phase avec la mort de l'empereur Henri IV. En effet, Henri V, fils et successeur du défunt monarque, mais révolté contre son père, qui s'était auparavant manifesté comme le fidèle allié du pape, adopta un comportement différent dans une situation politique modifiée. Il ne renonça pas immédiatement au droit reconnu à l'empereur de procéder à l'investiture laïque des prêtres. Mais lorsqu'en 1111, Henri V alla prendre possession de la couronne impériale, à Rome, il en profita pour rencontrer le pape Pascal II, à Sutri où il lui soumit la proposition suivante : l'empereur était prêt à renoncer à ses droits à l'investiture, mais à la condition que le pape, de son côté, renonçât, au nom du clergé, à tous les bénéfices que celui-ci recevait, à cette occasion, des mains du monarque. De la sorte, le clergé, au prix d'un retour à la pauvreté du temps des apôtres, devait obtenir une indépendance complète à l'égard des autorités laïques [2].

De tempérament ascétique, Pascal II avait séjourné dans l'ermitage de Vallombreuse avant de recevoir la pourpre cardinalice des mains de Grégoire VII ; il trouva donc cette proposition acceptable [3]. Tout autre fut en revanche la réaction des dignitaires de la curie. En effet, dès que la teneur de l'accord leur parvint, une si grande indignation éclata parmi les intéressés, que le pape fut contraint de se dédire et de supporter les lourdes conséquences de la violation de l'accord conclu.

Cette affaire nous permet de suivre la façon dont le parti de la réforme de l'Église se morcela. En effet, tandis que la majorité du haut-clergé désirait uniquement se libérer du pouvoir temporel et renforcer la discipline intérieure de l'Église, tout en conservant les richesses qu'il avait acquises et les privilèges découlant de ses droits régaliens, les moines des congrégations érémitiques et avant tout le petit peuple soutenant le parti de la réforme, réclamaient une « Église pauvre » et le retour à la vie des premières communautés chrétiennes.

1. Manselli, *op. cit.*, p. 66.
2. Schnürer, *op. cit.*, II, p. 477.
3. Hausrath, *op. cit.*, I, p. 246.

L'opposition entre ces deux tendances se manifestait avec une acuité particulière en Lombardie, où l'influence des patarins milanais était vivace et où l'idéologie de la pauvreté volontaire comptait beaucoup d'adeptes. Ses partisans trouvèrent à cette époque un dirigeant talentueux en la personne d'Arnaud de Brescia.

Né vers 1100, il avait fréquenté l'école, probablement à Milan et à Bologne. Les ordres mineurs (*lector*) lui furent conférés dans sa ville natale [1]. On sait qu'Arnaud se rendit ensuite en France [2] où il reçut l'enseignement d'Abélard. Ce philosophe et maître éminent exerça sur son élève une influence considérable. Ce n'est sans doute pas lui, pourtant, qui fit d'Arnaud un tenant de la pauvreté volontaire. Il semble en revanche, que l'influence de la *pataria* [3] ait agi en ce sens ; celle-ci comptait en effet des partisans jusque dans Brescia [4]. De retour dans son pays, en 1129, Arnaud reçut les ordres majeurs [5] et devint le supérieur des chanoines réguliers de sa ville natale [6]. Il se fit alors remarquer par l'ascétisme de sa vie [7] et s'illustra comme prédicateur. Il appelait à la renaissance de la vie apostolique et en arriva bientôt à la conviction qu'il fallait entreprendre la réforme de l'Église en commençant par celle du clergé. D'où ses déclarations condamnant la propriété des prêtres, la vie profane menée par les moines et la détention de droits régaliens par l'épiscopat [8]. D'où également la conclusion que les bénéfices devraient retourner aux laïcs qui les avaient jadis offerts au clergé. Des opinions de ce genre, applaudies par ses auditeurs laïques, ne pouvaient être favorablement accueillies par le clergé. Le conflit avec l'évêque de la ville devenait donc inéluctable, et il trouva son épilogue à

1. « Arnoldus iste ex Italia civitate Brixia oriundus ejusdemque ecclesiae clericus ac lector tantum ordinatus, Petrum Abailardum olim praeceptorem habuerat. Vir quidem naturae non hebetis, plus tamen illorum verborum profluvio quam sententiarum pondere copiosus. » Ottonis Frisingensis Episcopi *Gesta Friderici Imperatoris*, lib. II, 20 (MGH. SS., XX, p. 403).

2. Hausrath, *op. cit.*, I, p. 251.

3. Raffaelo Morghen, *Medioevo cristiano*, Bari, 1958, p. 234.

4. N. A. Bortnik, « Mirovozzreniïe Arnolda Brechïanskogo », *Srednite Vieka*, Moscou, 1954, V, p. 262.

5. « Erat hic dignitate sacerdos, habitu canonicus regularis, et qui carnem suam indumentorum asperitate et inedia macerabat. Ingenio perspicax, pervicax in studio scripturarum, facundus eloquio et contemptus mundi vehemens predicator. » Johannis Sarisberiensis, *Historia Pontificalis*, 31 (MGH. SS., XX, p. 537).

6. « Fuerat abbas apud Brixiam, et dum episcopus Romam profectus aliquantulum moraretur, sic interim civium flexit animos, ut episcopum vix voluerint admittere redeuntem. » *Ibidem*, p. 537 ; cf. Hausrath, *op. cit.*, I, p. 251, 257.

7. Schnürer, *op. cit.*, II, p. 477 ; Hausrath, *op. cit.* I, p. 259 ; Bortnik, *op. cit.*, p. 263.

8. Ferdinand Gregorovius, *Geschichte der Stadt Rom im Mittelalter*, Stuttgart, 1877, IV, p. 450. « Dicebat enim, nec clericos proprietatem, nec episcopos regalia, nec monachos possessiones habentes, aliqua ratione salvari posse : cuncta haec principis esse, ab ejusque beneficientia in usum tantum laicorum cedere oportere. » Ottonis Frisingensis Episcopi *op. cit.*, lib. II, 20 (MGH. SS., XX, p. 403-404) ; cf. Guiraud, *op. cit.*, I, p. 30.

Rome. Une accusation formelle contre Arnaud fut en effet déposée entre les mains du pape Innocent II : elle précisait en particulier que les opinions de l'accusé concernant l'ordination et le baptême des nouveau-nés pouvaient, elles aussi, susciter de sérieuses réserves [1]. Ainsi, l'on tentait, incontestablement, de rattacher l'attitude d'Arnaud de Brescia à l'enseignement condamné de Pierre de Bruys et des henriciens et, par là même, de préjuger son sort devant le tribunal pontifical. Ces accusations ne devaient pourtant avoir aucun fondement, car nous n'avons pas la moindre preuve qu'on s'en soit préoccupé à Rome. En revanche, les attaques d'Arnaud contre la fortune du clergé furent effectives [2]. Observant le faste qui régnait dans les palais des cardinaux, il n'hésita pas à le condamner en présence du pape. De ce fait il fut accusé d'hérésie lors du concile du Latran en 1139. En conséquence, malgré l'absence de preuves à son encontre [3], le pape interdit à Arnaud de poursuivre son activité de prédicateur, et le bannit d'Italie [4].

Contraint de quitter sa patrie, Arnaud se rendit en France, auprès de son maître Abélard, au moment même où ce dernier, déjà violemment attaqué par Bernard de Clairvaux, était blâmé par l'épiscopat français en raison de ses déclarations publiques. A l'instigation de Bernard, le pape Innocent II intervint dans la querelle et condamna l'enseignement d'Abélard [5], ordonnant que le maître et son élève fidèle, Arnaud, fussent enfermés dans un couvent [6]. Abélard songeait

1. « Praeter haec de sacramento altaris, baptismo parvulorum non sane dicitur sensisse. His aliisque modis, quos longum est enumerare, dum Brixiensem ecclesiam perturbaret, laicisque terrae illius prurientes erga clerum aures habentibus ecclesiasticas malitiose exponeret personas, in magno concilio Romae sub Innocentio habito ab episcopo civitatis illius virisque religiosis accusatur. » Ottonis Frisingensis Episcopi *op. cit.*, (MGH. SS., XX, p. 404).

2. « Pervenit tandem ad curiam et vidit mensas cardinalium vasis aureis et argenteis honustas et delicias in epulis. Coram domino papa reprehendit eos modeste, sed moleste tulerunt et eiecerunt eum foras... » Walterus Map, *De nugis curialium distinctiones quinque* (MGH. SS., XXVII, p. 65).

3. Gregorovius, *op. cit.*, IV, p. 452, note 1.

4. Bortnik, *op. cit.*, p. 251 ; Hefele, Leclercq, *op. cit.*, V[1], p. 737.

5. « Procedit Golias (*Abélard*) procero corpore, nobili illo suo bellico apparatu circummunitus antecedente quoque ipsum ejus armigero Arnaldo de Brixia. » S. Bernardi abbatis Clarae-Vallensis *Epistolae, Epistola 189.* Migne, *Patrologia latina*, CLXXXII, col. 355. « Nos itaque qui in beati Petri cathedra, cui a Domino est dictum : "Et tu aliquando conversus confirma fratres tuos", licet indigni residere conspicimur, communicato fratrum nostrorum episcoporum et cardinalium consilio, destinata nobis a vestra discretione capitula, et universa ipsius Petri (*Abélard*) perversa dogmata sanctorum canonum auctoritate cum suo auctore damnavimus, eique tanquam haeretico perpetuum silentium imposuimus. Universosque erroris sui sectatores et defensores, a fidelium consortio sequestrandos, excommunicationisque vinculo innodandos esse censemus. » S. Bernardi ... *Epistola 194, Rescriptum Domini Innocentii Papae contra haereses Petri Abaelardi, ibidem*, col. 361.

6. Hausrath, *op. cit.*, I, p. 288-289.

à faire appel à Rome, mais en chemin il se laissa retenir à Cluny [1], tandis qu'Arnaud, contre qui avaient à leur tour convergé les attaques de Bernard, continuait d'enseigner à Paris [2]. En fin de compte, il dut pourtant se réfugier dans le Saint Empire où il trouva protection auprès de l'évêque de Constance, bien disposé à son égard. L'acharnement de Bernard le poursuivit jusque là-bas. Dans une lettre à l'évêque de Constance, l'abbé de Clairvaux écrivait : « ... Je parle ici d'Arnaud de Brescia. Que ne se distingue-t-il par la pureté de son enseignement, comme il le fait par la sévérité de sa vie... ! Dernièrement, par tous les moyens, il a incité à une terrible révolte la population du pays où il est né ... Maudit par le pape, il s'est lié à Abélard et s'est fait avec lui, et plus ardemment que le maître lui-même, le défenseur acharné de tout son enseignement, fautif et condamné ... voyez comment, confiant dans la force des armes, il se dresse ouvertement contre le clergé, contre les évêques eux-mêmes et brise avec fureur tout l'ordre de l'Église » [3]. Ces mots jettent une

1. *Ibidem*, I, p. 290.

2. « Postquam vero magister Petrus Cluniacum profectus est, Parisius manens in monte Sancte Genovefe, divinas litteras scolaribus exponebat apud Sanctum Hylarium, ubi jam dictus Petrus fuerat hospitatus. Sed auditores non habuit nisi pauperes et qui ostiatim elemosinas publice mendicabant, unde cum magistro vitam transigerent. Dicebat que christianorum legi concordant plurimum et a vita quam plurimum dissonant. Episcopis non parcebat ob avariciam et turpem questum, et plerumque propter maculam vite, et quia ecclesiam Dei in sanguinibus edificare nituntur. » Johannis Sarisberiensis, *Historia Pontificalis*, 31 (MGH. SS., XX, p. 537).

3. Le texte intégral de l'original latin est le suivant :

« Arnaldum loquor de Brixia, qui utinam tam sanae esset doctrinae, quam districtae est vitae. Et si vultis scire, homo est neque manducans, neque bibens, solo cum diabolo esuriens et sitiens sanguinem animarum. Unus de numero illorum quos apostolica vigilantia notat, ''habentes formam pietatis, virtutem illius penitus abnegantes'' : est ipse Dominus, ''Venient, inquiens, ad vos in vestimentis ovium, intrinsecus autem sunt lupi rapaces''. Is ergo usque ad hanc aetatem, ubicumque conversatus est, tam foeda post se, et tam saeva reliquit vestigia, ut ubi semel fixerit pedem, illuc ultra redire omnino non audeat. Denique ipsam, in qua natus est, valde atrociter commovit terram, et conturbavit eam. Unde et accusatus apud dominum Papam schismate pessimo, natali solo pulsus est ; etiam et abjurare compulsus reversionem, nisi ad ipsius Apostolici permissionem. Pro simili deinde causa et a regno Francorum exturbatus est schismaticus insignis. Exsecratus quippe a Petro apostolo, adhaeserat Petro Abaelardo : cujus omnes errores, ab Ecclesia jam deprehensos atque damnatos, cum illo etiam et prae illo defendere acriter et pertinaciter conabatur. Et in his omnibus non est aversus furor ejus, sed adhuc manus ejus extenta. Nam etiam ita vagus et profugus super terram, quod jam non licet inter suos, non cessat apud alienos, tamquam leo rugiens, circuiens et quaerens quem devoret. Et nunc apud vos, sicut accepimus, operatur iniquitatem, et devorat plebem vestram, sicut escam panis. Cujus maledictione et amaritudine os plenum est, veloces pedes ejus ad effundendum sanguinem : contritio et infelicitas in viis ejus, et viam pacis non cognovit. Inimicus crucis Christi, seminator discordiae, fabricator schismatum, turbator pacis, unitatis divisor : cujus dentes arma et sagittae, et lingua ejus gladius acutus. Molliti sunt sermones ejus super oleum, et ipsi sunt jacula. Unde et solet sibi allicere blandis sermonibus et simulatione virtutum divites et potentes, juxta illud : ''Sedet in insidiis cum divitibus in occultis, ut interficiat innocentem''. Demum cum fuerit de illorum captata benevolentia et familiaritate

vive lumière tant sur la personnalité d'Arnaud que sur l'évolution de ses idées. Ce sont elles du reste qui décidèrent de son éloignement de Zurich [1].

Cette fois-ci, Arnaud trouva un protecteur en la personne du cardinal Guido, nommé légat en Bohême et en Moravie [2]. Mais Bernard le poursuivit jusque-là de sa vindict, appelant le cardinal à écarter de son entourage ce dangereux hérésiarque. Toutefois Guido, ne partageant pas le point de vue de Bernard, chercha à réconcilier Arnaud avec la curie romaine.

La mort d'Innocent II (le 24 septembre 1143) offrit au banni la possibilité de retourner dans sa patrie [3]. Il y trouva une situation politique modifiée de fond en comble. Une révolution communale s'était en effet produite pendant les derniers mois de la vie du pape défunt.

La capitale pontificale était à cette époque au nombre des villes italiennes, fort peu nombreuses, qui étaient encore assujetties à l'autorité de leur évêque. Ici, l'évêque en question n'était autre que le pape. En revanche, les autres agglomérations urbaines de quelque importance, en Italie septentrionale et centrale, avaient depuis longtemps déjà obtenu le droit de se gouverner elles-mêmes, et se transformaient lentement en républiques urbaines. A Rome, ce processus d'émancipation s'effectuait plus lentement en raison du caractère spécifique de la ville. Elle possédait une population tout aussi différenciée que les autres cités, mais le rapport des forces entre les diverses classes n'y était pas le même. Jusqu'alors, l'autorité du pape sur la ville avait bénéficié du soutien des aristocrates d'origine citadine, qui se faisaient donner le nom de *consules*, ainsi que des grands vassaux de la curie romaine, appelés *capitanei*. En ville, les classes défavorisées se composaient des petits vassaux des précédents, autrement dit des *milites*, ainsi que de la plèbe (le *populus*) comportant aussi bien les artisans et les marchands que le peuple proprement dit.

securus, videbitis hominem aperte insurgere in clerum, fretum tyrannide militari, insurgere in ipsos episcopos, et in omnem passim ecclesiasticum ordinem desaevire. » S. Bernardi... *Epistola 195*. Migne, *Patrologia latina*, CLXXXII, col. 362-3.

1. Hausrath, *op. cit.*, I, p. 316.

2. *Ibidem*, I, 319. « Arnaldus de Brixia, cujus conversatio mel, et doctrina venenum : cui caput columbaè, cauda scorpionis est ; quem Brixia evomuit, Roma exhorruit, Francia repulit, Germania abominatur, Italia non vult recipere, fertur esse vobiscum. Videte, quaeso, ne vestra auctoritate plus noceat. Nam cum et artem habeat, et voluntatem nocendi, si accesserit favor vester, erit funiculus triplex, qui difficile rumpitur, supra modum, ut vereor, nociturus. Et unum existimo de duobus, si tamen verum est quod vobiscum hominem habeatis : aut minus scilicet notum vobis esse illum ; aut vos, uod est credibilius, de ejus correctione confidere. » S. Bernardi abbatis... *Epistola 196, Ad Guidonem legatum*. Migne, *Patrologia latina*, CLXXXII, col. 363-364.

3. Gregorovius, *op. cit.*, IV, p. 469.

Les habitants de Rome décidèrent de mettre à profit la situation créée par le schisme de l'antipape Anaclet II pour obtenir la reconnaissance de leurs droits [1]. Les deux groupes défavorisés formèrent une ligue qui s'attaqua aux couches privilégiées et au pouvoir temporel du pape. A Rome le mouvement revêtit toutefois un caractère bien particulier. Se référant aux brillantes traditions de la ville les révolutionnaires proclamaient qu'il fallait restaurer sa puissance et son rayonnement en tant que source du pouvoir temporel de la chrétienté. Conformément à ces intentions, les révolutionnaires victorieux fondèrent un sénat (*sacer senatus*) de 56 membres (4 sénateurs pour chacun des 14 quartiers de la ville) et procédèrent à l'élection du *patricius* (en 1144), à qui ils remirent le pouvoir exécutif dans la ville [2]. En revanche, ils supprimèrent le poste de préfet, celui-ci n'étant autre qu'un fonctionnaire de la papauté [3]. La tentative faite par le successeur d'Innocent II pour maîtriser la révolution échoua, et le pape Lucius II fut mortellement blessé lors de l'assaut donné contre le Capitole, où siégeait le Sénat. C'est pour cette raison qu'en 1145 son successeur fut élu hors des murs de Rome : le choix se porta sur l'abbé du couvent cistercien de Santa Anastasia delle tre fontane, qui prit le nom d'Eugène III.

Le nouveau pape dut résider tout d'abord à Viterbe, non loin de la frontière toscane.

Arnaud de Brescia, qui désirait se réconcilier avec le souverain pontife, le rencontra dans cette ville. Peut-être le fait qu'Eugène III appartenait à l'ordre de Cîteaux qui, officiellement, se prononçait pour le principe de la pauvreté, avait-il conduit Arnaud à cette décision. Quoi qu'il en soit, la visite eut des résultats fructueux. Après avoir obtenu l'absolution pontificale, Arnaud se rendit, en qualité de pénitent à Rome [4] dont le Sénat, après un accord avec la curie romaine, acceptait, à la fin de 1145, de laisser Eugène III pénétrer dans la ville.

Arnaud aurait difficilement trouvé un lieu moins approprié pour y faire pénitence, d'autant plus que le séjour du pape à Rome fut de courte durée. Et bien que les relations entre la commune et Eugène III n'eussent jamais été formellement rompues, celui-ci quitta la ville au printemps de 1146 et se retira à Viterbe.

1. Hausrath, *op. cit.*, I, p. 326.
2. Gregorovius, *op. cit.*, IV, p. 458, 464.
3. Bortnik, *op. cit.*, p. 256.
4. « Exinde post mortem domni Innocentii reversus est in Italiam, et promissa satisfactione et obediencia Romane ecclesie, a domno Eugenio receptus est apud Viterbum. Injuncta est ei penitentia, quam se in jeiuniis, vigiliis et orationibus circa loca sancta, que in Urbe sunt, professus est esse facturum. Et quidam de servanda obedienia sollempne prestitit juramentum. » Johannis Sarisberiensis, *Historia Pontificalis*, 31 (MGH. SS., XX, p. 537-538).

En revanche, l'atmosphère de la capitale en révolution agit à la façon d'un excitant sur Arnaud de Brescia qui y demeura. Le pape s'étant rendu en France au mois de mars 1147 pour les préparatifs de la deuxième croisade [1], Arnaud reprit alors son activité de prédicateur. Il proclamait que le Christ, dans son incarnation humaine, non seulement était pauvre lui-même, mais encore qu'il recommandait la pauvreté tant aux apôtres qu'à ses disciples, comme étant la voie qui mène à la perfection. De ce fait, le propagandiste prônait la sécularisation des biens du clergé [2], qui devait se satisfaire de la dîme prélevée parmi les fidèles. Il combattait également la pompe et la vénalité des cardinaux, ainsi que le pouvoir temporel du clergé, et par conséquent le gouvernement exercé par le pape sur Rome [3]. Il se prononçait par ailleurs pour la république communale dans cette ville, estimant qu'il était juste de reprendre les traditions de la Rome antique [4]. C'est ainsi qu'Arnaud de Brescia, devenu le chef spirituel de la révolution romaine, contribua sans conteste à aggraver les relations entre le Sénat et Eugène III. Il se gagna en outre de nombreux partisans qu'on avait coutume d'appeler aussi la secte des Lombards [5]. Rien d'étonnant, dans de telles conditions, que le pape, rentré à Viterbe après son voyage en France, ait jeté l'anathème sur Arnaud (le 15 juillet 1148) et se soit décidé à faire respecter par les armes ses droits dans Rome [6].

Pour renforcer leurs positions respectives dans le conflit immi-

1. Hausrath, *op. cit.*, I, p. 329.
2. Gregorovius, *op. cit.*, IV, p. 452.
3. « Ipsum papam non esse, quod profitetur, apostolicum virum et animarum pastorem, sed virum sanguineum, qui incendiis et homicidiis prestat auctoritatem, tortorem ecclesiarum, innocentie concussorem, qui nichil aliud facit in mundo, quam carnem pascere et suos replere loculos et exhaurire alienos. Dicebat quod sic apostolicus est, ut non apostolorum doctrinam imitetur aut vitam, et ideo ei obedientiam aut reverentiam non deberi. Praterea non esse homines admittendos, qui sedem imperii fontem libertatis Romam, mundi dominam, volebant subicere servituti. » Johannis Sarisberiensis, *Historia Pontificalis*, 31 (MGH. SS., XX, p. 538).
4. « His diebus Arnaldus quidam religionis habitum habens, sed eum minime, ut ex doctrina ejus patuit, servans, ex ecclesiastici honoris invidia urbem Romam ingreditur, ac senatoriam dignitatem equestremque ordinem renovare ad instar antiquorum volens, totam pene Urbem ac praecipue populum adversus pontificem suum concitavit. » Ottonis Frisingensis Episcopi, *op. cit.*, I, 27 (MGH. SS., XX, p. 366). « ... proponens antiquorum Romanorum exempla, qui ex senatus maturitatis consulto et ex juvenilium animorum fortitudinis ordine et integritate totum orbem terrae suum fecerint. Quare reaedificandum Capitolium, renovandam senatoriam dignitatem, reformandum equestrem ordinem docuit. Nichil in dispositione Urbis ad Romanum pontificem spectare, sufficere sibi ecclesiasticum judicium debere. » *Ibidem*, II, 20 (MGH. SS., XX, p. 404).
5. « Dum sub optentu penitentis Rome degeret, Urbem sibi conciliavit, et domno papa agente in Galliis liberius predicans, hominum sectam fecit, que adhuc dicitur heresis Lumbardorum. » Johannis Sarisberiensis, *Historia Pontificalis*, 31 (MGH. SS., XX, p. 538) ; cf. Hefele, Leclercq, *op. cit.*, V[1], p. 839.
6. Hausrath, *op. cit.*, I, p. 339.

nent, le pape et le Sénat en appelèrent au roi des Romains, Conrad III, qui revenait de Terre Sainte [1]. Le Sénat tenta de lui expliquer que, conformément à la tradition antique, il était habilité à lui conférer le titre d'empereur. Ces efforts ne donnèrent pas le résultat attendu, l'infortuné croisé n'aspirant qu'à regagner l'Allemagne au plus vite. Dans ces conditions, sans abandonner pour autant le pouvoir qu'il détenait, le Sénat accepta que le pape réintégrât la ville. Eugène III regagna bien Rome, mais il ne s'y sentait pas en sécurité, c'est pourquoi il ne tenta pas d'exiger le bannissement d'Arnaud, tout anathème que fût celui-ci. Simplement, le Saint-Père essayait de ne pas remarquer la présence de l'apôtre de la pauvreté condamné par lui. On ne saurait donc s'étonner que vers le milieu de 1150, Eugène III se soit décidé à quitter la ville une fois de plus.

Dans ses efforts pour se concilier Conrad III [2], le pape réussit enfin à entraîner le roi dans son camp et à obtenir de lui la promesse qu'il agirait contre la commune romaine. La mort de Conrad III, survenue le 15 février 1152, ne permit pas la réalisation de ces engagements [3]. Ainsi, une fois de plus, les deux partis, à savoir le pape et le Sénat, durent-ils chercher à gagner la faveur du nouveau roi, Frédéric Ier Barberousse. C'est le pape qui y parvint. Le Sénat se vit donc contraint d'ouvrir les portes de la ville à Eugène III, qui regagna Rome à l'automne de 1152 [4].

La mort du pape, le 8 juillet 1153, sembla faire une fois de plus pencher la victoire du côté du Sénat, le successeur d'Eugène, Anastase IV, qui était centenaire, n'ayant ni la santé, ni la volonté de se quereller avec la commune : les quelques mois de son pontificat s'écoulèrent à Rome et il semblait apparemment résigné à la situation qui y régnait [5].

Celle-ci se modifia lorsqu'après la mort d'Anastase, l'énergique Adrien IV prit les choses en mains, le 5 décembre 1154. Haïssant franchement la commune romaine, il ne songeait nullement à la tolérer plus longtemps et ne cherchait qu'un prétexte pour la réduire à l'impuissance [6]. L'occasion se présenta bientôt, quand un cardinal fut blessé pendant l'une de ces échauffourées si fréquentes à l'époque dans les rues de Rome. Le pape traita l'incident de complot contre la majesté de l'Église et, pendant la semaine sainte, jeta l'interdit religieux sur la ville révoltée. Il exiga, qu'à titre de satisfaction,

1. *Ibidem*, I, p. 340.
2. Schnürer, *op. cit.*, II, p. 477.
3. Hausrath, *op. cit.*, I, p. 348.
4. *Ibidem*, I, p. 355.
5. Gregorovius, *op. cit.*, IV, p. 489.
6. *Ibidem*, IV, p. 491.

en fût chassé Arnaud de Brescia qu'il considérait, non sans raison, comme le chef spirituel de la révolution [1].

Pour les hommes du Moyen Age, si attachés au rituel de la vie d'Église, l'interdit était un châtiment d'une rare dureté ; d'autant plus sensible pour Rome que jamais encore les papes n'avaient eu recours à cette forme de répression envers les habitants de la capitale. Aussi le tumulte fut-il bientôt considérable en ville, et la population révoltée exigea-t-elle du Sénat qu'il capitulât devant le pape. Dans ces circonstances, il ne restait à Arnaud de Brescia, en mars 1155, qu'à quitter Rome dont les habitants l'avaient abandonné au moment de l'épreuve.

Cependant, au nord, Frédéric Barberousse, qui, en automne 1154, avait soumis la Lombardie rebelle, avançait rapidement à travers la Toscane en direction de Rome. Le pape, inquiet de ses succès, se hâta de gagner Viterbe ; il y rencontra le roi et exigea que celui-ci [2] lui livrât Arnaud de Brescia, retenu prisonnier par les armées allemandes dans l'un des châteaux toscans [3]. Cela devait constituer tout à la fois la preuve des bonnes dispositions du roi des Romains à l'égard de l'Église, et la condition *sine qua non* de son couronnement en tant qu'empereur [4].

Livré au préfet de Rome et reconnu hérétique par le tribunal ecclésiastique, Arnaud fut condamné à la pendaison. On brûla son corps, afin que le peuple romain ne pût transformer en reliques la dépouille du martyr [5].

L'influence d'Arnaud de Brescia sur les masses ne cessa pas avec sa mort. Les disciples et les adeptes qu'il avait formés continuèrent à propager son enseignement ; ils étaient nombreux, surtout en Italie septentrionale, et bien organisés, ce qui leur permit de prendre une part active aux combats qui se déroulèrent en Lombardie en 1159 et 1160. On les appelait aussi bien « arnaldistes » que « pauvres

1. *Ibidem*, IV, p. 493.

2. « Igitur rex ad Urbem tendens, circa Viterbium castra metatur. Quo Romanus antistes Adrianus cum cardinalibus suis veniens, ex debito officii sui honorifice suscipitur, gravique adversus populum suum conquestione utens, reverenter auditus est. Praedictus enim populus, ex quo senatorum ordinem renovare studuit, multis malis pontifices suos affligere temeritatis ausu non formidavit. » Ottonis Frisingensis Episcopi *op. cit.*, II, 20 (MGH. SS., XX, p. 403).

3. « ... tandem in manus quorundam incidens in Tusciae finibus captus, principis examini reservatus est... » *Ibidem* (MGH. SS., XX, p. 404).

4. Guiraud, *op. cit.*, I, p. 30.

5. « Pro qua etiam doctrina non solum ab ecclesia Dei anathematis mucrone separatus insuper etiam suspendio neci traditus, quin et post mortem incendio crematus atque in Tybrim fluvium projectus est, ne videlicet Romanus populus, quem sua doctrina illexerat, sibi eum martyrem dedicaret. » Gerhohi praepositi Reichersbergensis, *De investigatione antichristi*, I, 40 (MGH. *Libelli...*, III, p. 347) ; cf. : *Annales Einsidlenses* (MGH. SS., III, p. 147) ; *Annales Palidenses* (MGH. SS., XVI, p. 89) ; *Annales Isingrini Maiores* (MGH. SS., XVII, p. 314).

de Lombardie »[1]. Leur influence, à travers la Savoie, pénétra en France où elle se répandit parmi les partisans d'Henri de Lausanne, lesquels n'avaient pas été totalement éliminés, malgré les efforts de Bernard de Clairvaux.

Cet état de choses jette une lumière bien curieuse sur les conditions dans lesquelles apparut en France une nouvelle variante du mouvement des pauvres. Il s'agit des vaudois. Leur nom dérive de celui d'un riche bourgeois de Lyon, Pierre Valdo qui, aux environ de 1170, s'inspirant de l'exemple de saint Alexis popularisé par l'hagiographie du XIe siècle, avait vendu tous ses biens, non sans avoir au préalable assuré l'existence de sa famille[2]. L'argent provenant de la vente fut distribué aux pauvres. Ne s'en tenant pas là, Valdo devint un ardent propagateur de l'idée de la pauvreté volontaire, comprise comme l'unique voie menant à la perfection évangélique. Et, afin de mettre entre les mains de ses fidèles les impérieux préceptes de l'Écriture, il fit traduire la *Bible* en provençal[3].

L'active prédication à laquelle se livraient Pierre Valdo et ses partisans, autrement dit des laïcs, et l'âpreté de leurs critiques contre le clergé aboutirent rapidement à un conflit entre les réformateurs et l'évêque du diocèse. Ce dernier se prononça nettement contre les apôtres de la pauvreté, et leur interdit, en qualité de laïcs, toute activité de prédication sur les territoires soumis à sa juridiction. Cette interdiction fut incontestablement la raison pour laquelle Pierre Valdo se rendit à Rome en 1179[4]. Il comptait en effet obtenir du pape l'annulation de l'ordonnance épiscopale, selon lui injuste, puisqu'il estimait que les principes prônés par lui ne pouvaient être en contradiction avec l'enseignement officiel de l'Église. En agissant ainsi, il n'avait cependant pas tenu compte des dispositions de la curie romaine, résolument hostile à toute initiative en matière de pauvreté volontaire, depuis le malheureux concordat de Sutri et les agissements ultérieurs d'Arnaud de Brescia. En conséquence, si le pape Alexandre III donna son accord sur l'exercice individuel de la pauvreté volontaire par Pierre et ses émules, il leur interdit catégoriquement, en tant que laïcs, de se livrer à la moindre activité de prédication sans avoir obtenu au préalable l'autorisation de leur évêque, ce qui, dans le cas considéré, revenait à freiner tout prosélytisme[5].

1. Guiraud, *op. cit.*, I, p. 30-31.
2. Schnürer, *op. cit.*, II, p. 487 ; Emilio Comba, *Storia de' Valdesi*, Firenze, 1893, p. 12.
3. Bernard Gui, *Manuel de l'inquisiteur*, éd. G. Mollat, Paris, 1926, I, p. 34 ; cf. Guiraud, *op. cit.*, I, p. 26 ; Comba, *op. cit.*, p. 14.
4. Guiraud, *op. cit.*, I, p. 26.
5. « Cumque ecclesia videret eos officium praedicationis usurpare, quod eis commissum non fuerat, cum essent idiotae et laici, prohibuit, ut debuit, et nolentes obedire

Pierre Valdo ne se soumit pas à cette décision, déclarant qu'il devait obéissance à Dieu, et non pas à ses ministres indignes. Nous ignorons, il est vrai, s'il adopta cette attitude immédiatement après avoir eu connaissance de la décision d'Alexandre III. On peut supposer plutôt que ce fut là le résultat de nouveaux malentendus avec l'épiscopat local, d'où l'anathème lancé en 1184 contre les vaudois par le pape Lucius III. Ce qui préjugea le traitement réservé plus tard aux partisans de Pierre Valdo, considérés comme hérétiques ; ainsi fut créée du reste une base d'entente entre eux et diverses sectes hérétiques, notamment les henriciens et les arnaldistes [1].

L'enseignement des vaudois, qui se cristallisa dans ces conditions, ne nous est complètement connu que par des relations bien plus tardives, celles des inquisiteurs. Un manuel [2], composé très certainement en 1322 par un dominicain, Bernard Gui, nous fournit une documentation très riche sur la question. L'auteur eut affaire à cette secte à l'époque où son organisation interne, ainsi que son enseignement, étaient déjà complètement formés. Cela permet de suivre l'évolution de cette fraction du mouvement des pauvres pendant un siècle et demi environ.

Or, à cette époque, les circonstances avaient conduit les vaudois à se diviser en deux groupes, le petit groupe des parfaits (*perfecti*) [3] et un autre, bien plus considérable, de croyants (*credentes*). Seuls les premiers, à qui le nom de vaudois revenait en exclusivité, devaient respecter la pauvreté évangélique et la continence corporelle [4]. Ils se considéraient comme les successeurs des apôtres et, pour cette raison, agissaient en qualité de maîtres et de confesseurs des croyants. Ils menaient une vie errante, visitant leurs coreligionnaires qu'ils renforçaient dans leur foi.

Dès l'instant où il était reçu au nombre des parfaits, autrement dit au sein de la confrérie [5], le postulant renonçait à toute propriété,

excommunicavit. » *Tractatus de haeresi Pauperum de Lugduno auctore anonymo* (Martène, Durand, *Thesaurus novus anecdotorum* V, col. 1778) ; cf. Bernard Gui, *op. cit.*, I, p. XL ; Hefele, Leclercq, *op. cit.*, V², p. 1126.

1. Guiraud, *op. cit.*, I, p. 27.

2. *De modo, arte et ingenio inquirendi et examinandi hereticos credentes et complices eorumdem.*

3. « Duo siquidem sunt genera secte ipsorum : quidam enim eorum sunt perfecti, et isti vocantur proprie Valdenses. Qui, prius informati, recepti sunt ad ordinem ipsorum secundum ritum suum ut alios sciant docere[...] Valdenses itaque communiter in primis dicunt et docent credentibus suis quedam, que videntur bona et moralia... » Bernard Gui, *op. cit.*, I, p. 58 et 60.

4. « Isti nichil proprium dicunt se habere nec domos nec possessiones nec certass mansiones. Si qui autem ipsorum antea uxores habuerunt, quando recipiuntur, ea relinquunt. Hii dicunt se esse apostolorum successores et sunt magistri aliorum et confessores et circumeunt per terras visitando et confirmando discipulos in errore. » *Ibidem*, I, p. 58.

5. « Item, postquam sunt recepti ad illam societatem quam vocant fraternitatem et promiserunt obedientiam superiori suo et se servare evangelicam paupertatem, ex

vendait ce qu'il possédait et remettait l'argent obtenu de la sorte au supérieur de la confrérie, qui portait le titre de *majorale* [1]. Si le postulant était marié, il devait quitter sa femme. Il lui était interdit d'entreprendre le moindre travail manuel [2], la base de sa subsistance devenant dorénavant l'aumône qui lui était faite par les fidèles et les sympathisants [3]. Toutefois, seul le supérieur de la confrérie disposait des moyens matériels ; il les distribuait « à chacun selon ses besoins ». Les membres de la confrérie se donnaient entre eux le titre de « frère » ; à l'extérieur, en revanche, ils se faisaient appeler les « pauvres du Christ » ou les « pauvres de Lyon » [4].

Les prescriptions à respecter par les simples croyants étaient strictement d'ordre moral. L'accent était mis sur le caractère inadmissible du mensonge [5], et sur le précepte de l'Évangile (Matthieu, VII, 1) : « Ne jugez point, afin de n'être point jugés » [6]. On attirait l'attention sur le fait qu'il ne fallait pas faire à son prochain ce qu'on ne voulait pas subir soi-même. On mettait en garde contre la propension à prêter serment [7]. On recommandait enfin de pratiquer la continence sexuelle [8]. Cependant, si les croyants ne pouvaient résister à la concupiscence, mieux valait pour eux contracter mariage.

La secte possédait sa propre hiérarchie spirituelle, à savoir des diacres, des prêtres et des évêques [9]. A l'époque où les persécutions

tunc debent servare castitatem et non habere proprium, set debent vendere omnia que habent et ponere pretium in communi et vivere de elemosinis que dantur eis a suis credentibus et consentientibus in facto ipsorum. Et ille qui major est inter eos distribuit et dispensat cuilibet secundum necessitatem ejus. » *Ibidem*, I, p. 50.

1. « In primis itaque sciendum est quod Valdenses habent et constituunt sibi unum superiorem super se, quem vocant majoralem suum, cui omnes tenentur obedire, sicut omnes catholici sunt sub obedientia domini pape. » *Ibidem*, p. 48 et 50.

2. « Item, non laborant manibus suis postquam sunt facti perfecti nec faciunt aliquod opus ad lucrandum. » *Ibidem*, I, 52.

3. Voir page 52, note 5.

4. « Item, communiter vocant se fratres et dicunt se esse Pauperes Christi seu Pauperes de Lugduno. » Bernard Gui, *op. cit.*, I, p. 52.

5. « Dicunt enim quod homo non debet mentiri, quia omnis qui mentitur occidit animam, ut dicit Scriptura ; item, quod homo non debet facere alii quod non vult sibi fieri. » *Ibidem*, I, p. 60.

6. « Item, ex eodem fonte erroris, predicta secta et heresis asserit omne judicium esse a Deo prohibitum et per consequens esse peccatum et contra Dei prohibitionem existere quod judex aliquis in quocumque casu et ex quacumque causa hominem judicet ad supplicium corporis aut ad penam sanguinis seu ad mortem, verba sancti evangelii, ubi scribitur "Nolite judicare et non judicabimini"... » *Ibidem*, I, p. 40.

7. « ... item, quod homo non debet jurare in aliquo casu, quia Deus prohibuit omne juramentum... » *Ibidem*, I, p. 60.

8. « Item, Valdenses continentiam laudant credentibus suis ; concedunt tamen ut urenti libidini satisfieri debeat quocumque modo turpi, exponentes illud apostoli eorum : "Melius est nubere quam uri", dicentes quod melius sit satisfieri libidini quocumque actu turpi quam intus in corde temptari... » *Ibidem*, I, p. 50.

9. « Item, tres esse ordines in sua ecclesia asserunt et fatentur, videlicet dyachonum et presbiterum et episcopum, quorum et singulorum potestas ab eis solum dependet et non ab ecclesia Romana. » *Ibidem*, I, p. 46.

se multiplièrent, les membres de la secte durent se réunir de nuit [1].

Nous avons évoqué ci-dessus les influences qu'exercèrent d'autres sectes hérétiques. Elles permirent à des éléments qui, au départ, lui étaient étrangers de s'infiltrer dans la doctrine des vaudois [2]. Ainsi, les vaudois ne reconnaissaient ni l'autorité du pape, ni celle des autres représentants de la hiérarchie catholique [3]. Ils soutenaient que l'Église de Rome les persécutait sans raison. Ils affirmaient que ni le pape, ni aucun autre prélat n'avaient le pouvoir de les excommunier. Eux, en revanche, sans être prêtres pour autant, avaient le droit de confesser et de donner l'absolution aux membres de leur secte [4]. Ils soutenaient encore que, dans le cas où le sacrifice de la messe était accompli par un pécheur, la transsubstantiation n'avait pas lieu. Elle avait lieu en revanche quand le sacrifice était célébré par un juste, même s'il n'avait pas été ordonné prêtre. Cela valait tant pour les hommes que pour les femmes, mais uniquement pour les membres de la secte. Les vaudois rejetaient le purgatoire [5] et les miracles obtenus par l'intercession des saints [6]. Ils ne reconnaissaient pas les fêtes de ces derniers, non plus que les indulgences [7] ou les prières à l'intention des morts [8]. De toutes les prières, ils ne

1. « Set ut frequentius faciunt predicationes suas de nocte, post cenam, quando credentes ipsorum sunt congregati, quia tunc redierunt de operibus suis et secretius ac securius et abscondite possunt loqui. » *Ibidem*, I, p. 56.

2. « ... separati ac prescisi ab Ecclesia, cum aliis hereticis se miscentes et eorum errores bibentes, suis adinventionibus hereticorum antiquorum errores et hereses miscuerunt. » *Ibidem*, I, p. 36.

3. « Istius itaque secte devil sectatores et prophani professores tenent et dogmatizant se non esse subjectos domino pape seu Romano pontifici nec aliis prelatis Romane ecclesie, asserentes quod Romana ecclesia eos injuste et indebite persequitur et condempnat. » *Ibidem*, I, p. 38.

4. « Item, circa sacramentum penitentie et claves Ecclesie perniciosius oberrantes, predicti sectatores dicunt, tenent et docent se habere potestatem a solo Deo et a nullo alio, sicut apostoli habuerunt a Christo, audiendi confessiones predictorum virorum ac mulierum sibi volentium confiteri et absolvendi et penitentias injungendi [...] Circa sacramentum vero eucharistie errant, dicentes, non publice, set in secreto suo, quod in sacramento altaris panis et vinum non efficitur corpus et sanguis Christi si sacerdos celebrans aut consecrans sit peccator ; et reputant quemlibet hominem peccatorem nisi sit de secta ipsorum. Item, dicunt quod consecratio corporis et sanguinis Christi potest fieri a quolibet justo, quamvis sit laycus nec sit sacerdos aut presbiter ab episcopo catholico ordinatus, dum tamen sit de secta ipsorum ; et hoc etiam credunt de mulieribus, dummodo sint de secta ipsorum, et ita dicunt quod omnis sanctus est sacerdos. » *Ibidem*, I, p. 42.

5. « Item, negant predicti Valdenses post hanc vitam esse purgatorium animarum... » *Ibidem*, I, p. 46.

6. « Item, nulla miracula que fiunt in Ecclesia sanctorum meritis et precibus dicunt esse vera... » *Ibidem*, I, p. 46.

7. « Item, predicta secta et heresis indulgentias que fiunt et dantur per prelatos Ecclesie irridendo asserit penitus non valere. » *Ibidem*, I, p. 42.

8. « Item, dicunt quod nulla suffragia que fiant pro defunctis prosunt eis, quia illi qui sunt in paradiso non indigent, illis autem qui sunt in inferno nulla est redemptio. » *Ibidem*, I, p. 62 et 64.

conservaient que le *Pater noster*, parce qu'il avait été composé par le Christ en personne.

L'influence de Pierre Valdo s'étendit également en Italie. On a coutume de la rattacher au voyage qu'il fit à Rome en 1179. Il semble avoir exercé en route son activité de prédicateur et fait sans aucun doute grande impression sur ses auditeurs. En effet, à dater de ce voyage, se multiplièrent en Lombardie, principalement parmi les tisserands, des partisans de son enseignement. Tout en demeurant dans le monde, ceux-ci désiraient mener une vie proche de la vie monastique. Ils s'en tenaient donc aveuglément aux préceptes de l'Évangile et s'efforçaient de propager ce mode de vie autour d'eux. La nouveauté, en ce qui les concernait, consistait à fonder leur propre existence sur le travail manuel [1]. Le pape, tout comme dans le cas de Pierre Valdo, leur permit aussi de pratiquer individuellement la pauvreté, mais, en revanche, leur interdit tout enseignement. Ce groupe est connu sous le nom d'« humiliates ».

L'anathème lancé en 1184 contre les vaudois, toucha automatiquement les humiliates qui en étaient proches [2]. Innocent III, ayant remarqué que traiter ainsi à égalité toutes les tendances était nuisible aux intérêts de l'Église, fit le nécessaire pour qu'échappent à la censure ecclésiastique ceux des humiliates qui feraient acte d'obédience à leur évêque [3]. Des tractations s'engagèrent entre les dirigeants de la confrérie des humiliates et la curie romaine, laquelle, après de longues négociations, ratifia en juin 1201, la règle présentée par ceux-ci [4]. Cette règle s'inspirait à la fois de celles des bénédictins et des augustins. Elle sanctionnait l'existence — à côté des communautés masculine et féminine, soumises toutes deux aux formes de la vie monastique — d'une confrérie de laïcs, vivant en communauté et travaillant tous ensemble. En plus de ces deux groupes, existaient également des sympathisants du mouvement, qui n'étaient liés à aucune de ces communautés [5].

Les humiliates n'acceptèrent pourtant pas tous de se réconcilier avec la curie romaine. Une minorité continua à professer des opinions extrêmes et, après s'être mêlée aux partisans de la *pataria* et de Pierre Valdo condamnés par l'Église, prit le nom de *Pauperes Lombardi* [6].

Les efforts d'Innocent III, qui avaient pour but de soumettre à Rome l'ensemble des mouvements des pauvres, ne s'en tinrent évi-

1. Grundmann, *op. cit.*, p. 77.
2. *Ibidem*, p. 75.
3. *Ibidem*, p. 73.
4. *Ibidem*, p. 76.
5. *Ibidem*, p. 78-79.
6. *Ibidem*, p. 89 note 34.

demment pas aux seuls « humiliates ». A partir de 1206, la curie romaine prit également des mesures tendant à une conciliation avec les vaudois et en 1208, le chef des vaudois, Durandus, qui participait à une « dispute » organisée à Pamiers, dans le comté de Toulouse, fit acte d'obédience à l'Église romaine en son nom propre et au nom de ses compagnons [1]. Ce groupe fut appelé « les pauvres catholiques » (*ordo pauperum catholicorum*), pourtant, malgré le terme latin d'*ordo*, il ne constituait pas un Ordre.

Les « pauvres catholiques » conservèrent des prescriptions vaudoises : le renoncement complet à toute propriété et l'aumône des fidèles comme moyen de subsistance [2]. Le pape accorda à la communauté le droit de prononcer des sermons.

La politique conciliatrice d'Innocent III ne trouvait aucune compréhension auprès du bas clergé catholique. Celui-ci traitait avec méfiance les « pauvres catholiques », et contraignit le pape à s'expliquer à maintes reprises sur cette question [3]. Tout cela contribua à la brève existence de cette organisation qui dut, en l'espace d'un demi-siècle, se décider soit à disparaître, soit à fusionner avec les Ordres reconnus par Rome.

L'attitude adoptée par Innocent III dans l'affaire des « pauvres catholiques » n'était nullement une tentative isolée pour se concilier les vaudois. En 1210, en effet, il autorisa un autre groupe, demeuré sous la direction de Bernard Primus, à prêcher en faveur de la pauvreté volontaire [4]. Les moyens de subsistance matérielle de ce groupe devaient consister non dans l'aumône, mais dans le travail manuel de ses membres [5]. Tout comme les précédentes, cette tentative échoua. Et au moment de l'épanouissement du mouvement franciscain, elle perdit totalement sa raison d'être.

1. *Ibidem*, p. 106.
2. *Ibidem*, p. 108-109, note 74.
3. *Ibidem*, p. 113-114.
4. *Ibidem*, p. 118.
5. *Ibidem*, p. 122, note 103.

CHAPITRE IV

Le poverello d'Assise

Le bien-être croissant des villes italiennes au cours des XIIe et XIIIe siècles allait de pair avec une aggravation des antagonismes de classes au sein de leur population. Les contrastes entre le patriciat peu nombreux, mais nageant dans l'opulence, et le groupe numériquement croissant du peuple prolétarisé devenaient de plus en plus criants. Ils provoquaient une vive fermentation sociale qui dégénérait fréquemment en guerre civile déclarée. Celle-ci était rendue plus acharnée encore par la lutte pour le pouvoir urbain entre diverses couches de possédants, par les querelles entre les bourgeois et le riche clergé local et enfin par la violence des rivalités qui opposaient entre eux les différents centres urbains. Tout cela était exploité tant par le Saint Empire que par la papauté, constamment dressés l'un contre l'autre.

On ne peut s'étonner que, dans une telle atmosphère, aient pris naissance non seulement des conceptions politiques diverses, mais également des prophéties mystiques qui annonçaient de profondes transformations sociales en interprétant les paroles de l'Évangile, souvent d'une rare ambiguïté.

C'est dans ces circonstances qu'apparut en Italie un nouvel apôtre de la pauvreté volontaire : François d'Assise. Rapidement tenu par l'Église pour un saint, il fut bientôt le héros favori non seulement de l'hagiographie et des légendes médiévales, mais également des peintres et des écrivains [1], et ce, jusqu'à nos jours. Sa figure nous est donc mieux connue que celle des autres apôtres de la pauvreté ; ce qui nous permet d'étudier non seulement l'idéologie qu'il professait, mais également l'évolution de l'attitude adoptée envers elle par les organes officiels de l'Église.

Né à Assise en 1182, fils du riche marchand d'étoffes Pierre Bernardone, François était le type même du jeune homme riche. Il vivait sans soucis, allant de festins en débauches, au milieu de compagnons à sa ressemblance parmi lesquels il faisait figure de chef (*princeps juventutis*) [2]. La captivité qu'il connut pendant la guerre entre Assise et Pérouse, sa malheureuse expédition militaire dans le sud [3], et enfin une grave maladie sont, selon l'opinion unanime de ses hagiographes, à l'origine de la profonde transformation qui s'opéra en lui [4]. Parvenu alors à la conviction que les divertissements auxquels il s'était adonné jusqu'alors témoignaient d'un néant spirituel complet, François rompit avec son ancienne façon de vivre et entreprit de se livrer à une ascèse sévère. Ainsi choisit-il, dans l'esprit des préceptes évangéliques, la pauvreté volontaire en tant que voie menant à la perfection. Malgré ce changement radical de vie, il ne se défit jamais de son romantisme inné et de son imagination poétique. Élevé dans le culte de la poésie courtoise du midi de la France, il se représentait la pauvreté sous les traits d'une belle damoiselle qu'il désirait servir en preux chevalier, et dont il voulait devenir l'adorateur [5]. Ces idées ont trouvé leur expression dans le *Chant à la gloire de la pauvreté* [6], écrit assurément par un de ses disciples et, plus tard, si joliment paraphrasé par Dante dans sa *Divine Comédie* [7].

1. Hausrath, *op. cit.*, II, p. 70, 186.
2. Paul Sabatier, *Vie de saint François d'Assise*, Paris, 1931, p. 17.
3. Hausrath, *op. cit.*, II, p. 75.
4. Sabatier, *op. cit.*, p. 23-30.
5. « Nobiliorem et pulchriorem sponsam quam umquam videritis ducam, quae caeteris forma praemineat et sapientia cunctas excellat. » Fr. Thomas de Celano, O. F. M., *Vita prima S. Francisci Assisiensis et ejusdem legenda in usum chori, edita a PP. Collegii S. Bonaventurae* (*Analecta Franciscana*, X, Quaracchi, Florence, 1926-1941), p. 10.
6. Sabatier, *op. cit.*, p. 498-499.
7. « ... Car tout jeune, il courut en guerre contre son père, pour cette dame à qui, comme à la mort, nul n'ouvre volontiers la porte du plaisir ;

« Et devant sa cour spirituelle, et devant son père, il s'unit à elle ; puis de jour en jour il l'aima plus fort.

« Celle-ci, privée de son premier Époux, onze cents ans et plus, dédaignée et oubliée, était jusqu'à lui restée sans invitation.

François ne devait pas tarder à entrer en conflit violent avec son père ce qui hâta son renoncement à toute propriété et même aux vêtements qu'il avait reçus chez lui [1]. S'inspirant des paroles de l'Évangile selon lesquelles le Christ, alors qu'il envoyait ses disciples de par le monde, leur interdisait de prendre avec eux non seulement de l'argent, mais encore une besace et des souliers, François décida de se plier lui aussi à ce précepte. Il devint donc un prédicateur itinérant [2] qui parcourait pieds nus, couvert de haillons, les routes de l'Ombrie. Pendant ces pérégrinations, il appelait ses compatriotes à faire pénitence et à pratiquer la pauvreté volontaire. Et, se référant aux Écritures, il les exhortait à renoncer à la violence et à la guerre. Aussi trouva-t-il vite des disciples et des imitateurs à qui il indiquait, à titre de directives devant guider leur activité, trois passages de l'Évangile : « Si tu veux être parfait, va, vends ce que tu possèdes, donne-le aux pauvres, et tu auras un trésor dans les cieux. Puis, viens et suis-moi » (*Matt.*, XIX, 21) ; « Ne prenez rien pour la route, ni bâton, ni sac, ni pain, ni argent ; et n'ayez pas deux tuniques » (*Luc*, IX, 3) ; et : « Si quelqu'un veut venir après moi, qu'il renonce à lui-même, qu'il se charge de sa croix, et qu'il me suive » (*Matt.*, XVI, 24) [3]. Il considérait que ces textes constituaient une règle suffisante de conduite et qu'il convenait de les respecter à la lettre.

François eut la chance de n'avoir qu'à se féliciter de l'attitude bienveillante à son égard de l'évêque du diocèse. C'est ce dernier qui le protégea contre la colère de son père et le soutint pendant les premières années de son activité de pénitent. Pourtant, la prédication exercée par des laïcs suscitait, parmi le clergé, une profonde méfiance qui se transformait parfois même en haine déclarée.

« En vain on raconta que celui qui fit peur au monde entier la trouva, au son de sa voix, tranquille près d'Amylas ;

« En vain elle fut si constante et farouche que, là où Marie resta au pied de la croix, elle y monta avec le Christ.

« Mais, pour que je ne sois pas trop obscur, entends désormais dans mon long discours que ces amants sont François et la Pauvreté ».

Dante Alighieri, *La Divine Comédie, Paradis*, chant XI, vers 58 à 75 inclus (édition établie par Alexandre Masseron, Paris, 1958).

1. Hausrath, *op. cit.*, II, p. 77.
2. *Ibidem*, II, p. 105.
3. « Regula et vita istorum fratrum hec est : scilicet vivere in obedientia, in castitate et sine proprio et Domini nostri Jesu Christi doctrinam et vestigia sequi, qui dicit (*Matt.* XIX, 21) : "Si vis perfectus esse, vade et vende omnia, qua habes, et da pauperibus" (et habebis thesaurum in celo. Et veni, sequere me !). Et (*Luc* IX. 3) : "Nihil tuleritis in via (neque sacculum neque peram neque panem neque pecuniam neque virgam "). Et (*Matt.* XVI, 24) : " Qui vult venire post me, abnegat semet ipsum (et tollat crucem suam et sequatur me)." Si quis venerit ad recipiendum vitam istam, omnia sua vendat et ea studeat pauperibus erogare. » H. Boehmer, *Analekten zur Geschichte des Franciscus von Assisi*, Tübingen-Leipzig, 1904, p. 88. (Texte hypothétique de la règle la plus ancienne). Cf. P. Karl Balthasar, *Geschichte des Armutsstreites im Franziskanerorden bis zum Konzil von Vienne*, Münster, 1911, p. 3.

Cet état de choses[1] incita l'évêque à appuyer la supplique que François adressa, en son propre nom et en celui de douze de ses disciples, au pape Innocent III[2]. Il y demandait que l'activité qu'il avait jusqu'alors exercée fût officialisée. L'affaire n'était pas facile à mener à bien, puisque la règle qu'il soumettait à ratification ne créait pas les cadres d'une organisation monastique de type traditionnel. Pis encore, elle ne prévoyait pas non plus de vie commune pour les membres de la confrérie qui, en prédicateurs itinérants typiques, devaient séjourner dans des endroits qu'ils auraient choisis eux-mêmes, et où ils rendraient bénévolement différents services[3]. Ce devaient être des hôpitaux, des hospices, des léproseries[4], etc. Dans ces conditions, le prudent Innocent III qui, malgré son désir de parvenir à un accord avec les mouvements des pauvres, était hostile à la multiplication des Ordres, proposa que François se ralliât à l'une des règles existantes. En fin de compte, pourtant, en raison des prières instantes de celui-ci, appuyées par un des cardinaux de la curie, Jean Colonna, que François avait gagné à sa cause, ainsi qu'en considération de l'obéissance illimitée dont François avait fait montre envers les autorités de l'Église[5], Innocent III lui accorda la permission orale de poursuivre son activité. Il précisait nettement, toutefois, que François devait s'en tenir à l'examen des questions de nature morale, et qu'en aucun cas il n'avait le droit de soulever des problèmes dogmatiques. Et, afin de ne pas créer de précédent dangereux en autorisant un

1. Sabatier, *op. cit.*, p. 105, 107.

2. « Ceterum domnus papa in loco illorum [id est : Humiliatorum et Pauperum de Lugduno] exurgentes quosdam alios, qui se appellabant Pauperes minores, confirmavit, qui predicta supersticiosa et reprobrosa respuebant, sed precise nudis pedibus tam aestate quam hieme ambulabant et neque pecuniam nec quicquam aliud preter victum accipiebant et si quando vestem necessariam quisquam ipsis sponte conferebat ; non enim quicquam petebant ab aliquo. Hi tamen postea attendentes, quod nonnunquam nimiae humilitatis nomen gloriationem importet et de nomine paupertatis, cum multi eam frustra sustineant, apud Deum vanius inde gloriantur, maluerunt appellari Minores fratres quam minores Pauperes, apostolicae sedi in omnibus obedientes. » Burchardi et Cuonradi Urpergensium *Chronicon* (MGH. SS., XXIII, p. 376) ; cf. Heribert Holzapfel, *Handbuch der Geschichte des Franziskanerordens*, Freiburg im/Br., 1909, p. 6 ; Hausrath, *op. cit.*, II, p. 108.

La date de la comparution de François devant Innocent III est controversée. Le franciscain Paschalis Robinson, « Quo anno Ordo Fratrum Minorum incepit » (*Archivum Franciscanum Historicum*, II, Quaracchi, 1909, p. 194) et Karl Müller, *Die Anfänge des Minoritenordens und der Bussbruderschaften*, p. 4 (Freiburg im/Br., 1885), se prononcent pour l'année 1209 ; en revanche Sabatier, *op. cit.*, p. 115, n. 1, et Balthasar, *op. cit.*, p. 7, sont les partisans décidés de l'année 1210.

3. « (Omnes fratres, in quibuscumque locis steterint apud alios ad serviendum vel laborandum, non... recipiant aliquod officium quod scandalum generet) et sint minores et subditi omnibus. » Boehmer, *op. cit.*, p. 89.

4. Holzapfel, *op. cit.*, p. 18 ; Hausrath, *op. cit.*, II, p. 76, 106.

5. Hausrath, *op. cit.*, II, p. 113.

laïc à avoir une activité de prédicateur, il conféra le diaconat à François et recommanda à ses disciples de se faire tonsurer [1].

A l'origine, la communauté créée par François avait pour objet son propre salut, exclusivement, aussi portait-elle le nom de *viri poenitentiales de civitate Assisii oriundi* (hommes pénitents originaires de la ville d'Assise) et était-elle assez semblable à une confrérie (*fraternitas*) [2]. Après avoir obtenu du pape l'approbation de son activité, et également en raison de l'accroissement du nombre de ses adeptes, François se décida à modifier cette appellation. Tout d'abord il pensa au bref « pauvres d'Assise ». Mais les autorités ecclésiastiques, craignant de créer ne serait-ce que l'illusion d'un rapprochement avec le mouvement des « pauvres de Lyon » et des « pauvres de Lombardie » condamné par Rome, s'opposa à ce projet. C'est ainsi que l'Ordre prit le nom de Frères mineurs (*Ordo Fratrum minorum*), tiré de l'injonction contenue dans la règle primitive : « qu'ils soient les plus bas » (*sint minores*).

La règle composée par François pour ses disciples [3] était brève et sévère. Il exigeait d'eux le respect rigoureux de la pauvreté, proclamait son mépris de l'argent, qu'il comparait à des pierres sans utilité [4]. Ses disciples devaient renoncer à la propriété des objets d'usage personnel même les plus insignifiants, et, en outre, la communauté en tant que telle ne devait rien posséder [5]. Les Frères mineurs devaient vivre d'offrandes [6], mais François ne concevait pas celles-ci comme une aumône, elles constituaient à ses yeux la rétribution bénévole du travail ou des services exécutés

1. *Ibidem*, II, p. 115.
2. *Ibidem*, II, p. 90 ; Müller, *op. cit.*, p. 6-7 ; cf. également p. 60, note 3.
3. « Videns beatus Franciscus, quod Dominus Deus cotidie augeret numerum in id ipsum, scripsit sibi et fratribus suis habitis et futuris simpliciter et paucis verbis vitae formam et regulam, sancti evangelii praecipue sermonibus utens, ad cujus perfectionem solummodo inhiabat. Pauca tamen alia inseruit, quae omnino ad conversionis sanctae usum necessario imminebant. » Thomas de Celano, *Legenda prima...*, ch. 13, § 32 (Boehmer, *op. cit.*, p. 83).
4. « ... quia non debemus majorem habere utilitatem et reputare in pecunia et denariis quam in lapidibus. Et illos vult diabolus obcaecare, qui eam appetunt vel reputant lapidibus meliorem. Caveamus ergo, qui omnia reliquimus, ne pro tam modico regnum caelorum perdamus. Et si in aliquo loco invenerimus denarios, de his non curemus tanquam de pulvere, quem pedibus calcamus, quia *vanitas vanitatum, et omnia vanitas.* Et si forte, quod absit, contigerit, aliquem fratrem pecuniam vel denarios colligere vel habere, excepta solummodo praedicta infirmorum necessitate, omnes fratres teneant eum pro falso fratre et fure et latrone et loculos habente, nisi vere poenituerit. » *Opuscula sancti Patris Francisci Assisiensis.* Bibliotheca Franciscana Medii Aevi Ascetica, I, Quaracchi, 1904, p. 35-36.
5. « Caveant sibi fratres, ut ecclesias, habitacula paupercula et omnia (alia), que pro ipsis construuntur, penitus non recipiant, nisi essent, sicut decet sanctam paupertatem, quam in regula promisimus, semper ibi hospitantes sicut advene et peregrini. » Boehmer, *op. cit.*, p. 38.
6. « Et pro labore possint accipere omnia necessaria preter pecuniam. Et cum necesse fuerit, vadant pro elemosinis. » Boehmer, *op. cit.*, p. 89.

par les frères. Il accordait en effet une grande importance au travail, il y voyait un moyen de combattre la paresse pernicieuse [1]. En contrepartie, il ne permettait d'accepter que des dons en nature, ainsi, après avoir satisfait leurs besoins, les frères pouvaient donner le surplus à d'autres nécessiteux. Les frères ne devaient pas avoir de résidence fixe. Ils séjournaient dans les grottes des montagnes voisines ou dans des huttes construites à cet effet [2]. Et puisqu'ils représentaient un certain type de pénitents et de prédicateurs ambulants, plus d'une fois ils bénéficièrent aussi de gîtes de hasard ou dormirent à la belle étoile. Ils devaient agir tant par l'exemple de leur sévère existence que par la parole, en appelant au respect du mode de vie des temps apostoliques.

Comme ils ne possédaient pas de résidence fixe, les frères se rencontraient périodiquement, d'habitude le jour de la Pentecôte et pour la fête de saint Michel, dans la chapelle reconstruite par François à la Portioncule. Là se tinrent leurs premiers Chapitres auxquels assistaient alors tous les membres de l'Ordre. Pendant ces rencontres, les frères se faisaient part de leurs expériences respectives et s'encourageaient les uns les autres dans la fidélité à la règle [3].

François, qui soumettait à une critique sévère l'attachement des laïcs aux biens temporels, ne passait pas davantage sous silence les défauts du clergé. Il s'en tenait toutefois au seul aspect moral de la question, s'abstenant de discréditer la hiérarchie ecclésiastique et de critiquer les dogmes en vigueur. Et bien qu'il menaçât d'exclusion les frères qui entraient en conflit avec l'enseignement officiel de l'Église [4], les autorités ecclésiastiques observaient son activité avec une méfiance extrême qui s'intensifiait au fur et à mesure des succès et de l'augmentation très rapide du nombre des frères.

1. « Et fratres, qui sciunt laborare, laborent et eandem artem exerceant, quam noverint, si non fuerit contra salutem anime (sue) et honeste poterunt operari. Nam propheta ait (Ps. CXXVII, 2) : "Labores manuum tuarum quia manducabis, beatus es et bene tibi erit" et apostolus dicit (2 Th. III, 10) : "Qui non vult operari non manducet." » — *Regula prima* (Boehmer, *op. cit.*, p. 7).

2. « Docebat suos habitacula paupercula facere, ligneas, non lapideas, easque vili schemate casellas erigere. Saepe vero de paupertate sermonem faciens ingerebat fratribus evangelicum illud : « Vulpes foveas habent et volucres caelinidos, Filius autem Dei non habuit ubi caput reclinaret. » — Fr. Thomas de Celano, O. F. M., *Vita secunda S. Francisci Assisiensis...* (*Analecta Franciscana*, X, p. 165). « Fratres nihilsibi approprient nec domum nec locum nec aliquam rem. Et tanquam peregrini et advenae (I Pt. II, 11) in hoc saeculo in paupertate et humilitate Domino famulantes vadant pro elemosyna confidenter, nec oportet eos verecundari, quia Dominus pro nobis se fecit pauperem in hoc mundo. » *Regula a. 1223* (Boehmer, *op. cit.*, p. 32).

3. Holzapfel, *op. cit.*, p. 6-7 ; Hausrath, *op. cit.*, II, p. 118.

4. « Si quis vero erraverit a fide et vita catholica in dicto vel in facto et non se emendaverit, a nostra fraternitate penibus expellatur. » Boehmer, *op. cit.*, p. 89.

L'expédition manquée que François fit en Égypte en qualité de missionnaire (1219), l'éloigna pour un temps des frères nouvellement admis. Aussi, les bruits qui coururent sur sa mort en Orient provoquèrent-ils de profonds remous parmi les membres de l'Ordre [1]. Certains, profitant des circonstances, déclarèrent qu'il était nécessaire d'atténuer la sévérité de la règle. Cette prise de position entraîna de violentes divergences entre les frères.

Des informations relatives à la crise que traversait l'Ordre parvinrent jusqu'aux oreilles de François et l'incitèrent à hâter son retour en Italie, pour s'attaquer à la réforme de la règle par trop libérale, appliquée jusqu'alors. C'est à cette époque, vers la fin de 1220 et le début de 1221, que fut rédigée sa nouvelle version, universellement connue sous le nom de première règle de saint François. Tout en conservant maintes stipulations de la règle précédente et en soulignant l'importance de la sérénité de l'âme qui devrait être la qualité des frères, *gaudentes in Domino*, d'où : *joculatores Domini* [2], elle introduisait un nouveau principe d'organisation et remplaçait l'autorité personnelle de François par celle d'un général élu par le Chapitre général (*minister generalis, servus totius fraternitatis*), ainsi que par celle des ministres provinciaux placés sous ses ordres et nommés par lui (*ministri provinciarum*). La règle décidait également, à l'exemple des Ordres existants, d'instituer le noviciat [3].

La curie romaine exploita à ses fins la situation ainsi créée. L'évêque d'Ostie, Ugolin de Segni [4], qui, depuis 1220, exerçait au nom de la curie les fonctions de cardinal-protecteur de l'Ordre, s'efforçait d'obtenir à tout prix une atténuation du radicalisme des Frères mineurs, qu'il incitait à pratiquer la pauvreté de façon moins intransigeante [5]. Il trouvait un soutien au sein de l'Ordre parmi les adversaires d'un trop grand rigorisme ; ceux-ci arguaient que les frères, après s'être bénévolement débarrassés de leurs biens, vivaient en parasites de leur prochain, privant ainsi de pain les vrais pauvres [6]. François défendait la pureté de son enseignement, pourtant il cédait peu à peu à la pression exercée. Finalement, en 1223, après de longues discussions entre membres de l'Ordre, le cardinal-protecteur présenta au pape Honorius III, le projet d'une nouvelle règle et obtint la publication d'une bulle la ratifiant [7].

Cette règle visait avant tout à empêcher un conflit éventuel avec

1. Müller, *op. cit.*, p. 64 ; Hausrath, *op. cit.*, II, p. 134.
2. Hausrath, *op. cit.*, II, p. 69.
3. Müller, *op. cit.*, p. 73 ; Hausrath, *op. cit.*, II, p. 139.
4. *Ibidem*, II, p. 97, 136.
5. *Ibidem*, II, p. 141-142, Balthasar, *op. cit.*, p. 11.
6. Hausrath, *op. cit.*, p. 90.
7. Müller, *op. cit.*, p. 81.

la hiérarchie ecclésiastique. C'est pourquoi elle soulignait dans son préambule l'obéissance à Rome [1] et exigeait un sévère contrôle de l'orthodoxie des postulants. Seuls ceux d'entre eux qui avaient été admis au sein de l'Ordre devaient, conformément aux paroles de l'Évangile, renoncer aux biens qu'ils possédaient et distribuer aux pauvres la somme résultant de la vente de ceux-ci. Il leur était interdit de recevoir de l'argent directement ou par l'entremise d'un tiers [2]. S'ils travaillaient, ils ne pouvaient être rétribués qu'en nature, assurant ainsi leur entretien et celui des autres frères. D'une façon générale, il leur était interdit de posséder quoi que ce fût, et comme ils n'avaient pas de maison, ils devaient se comporter ici-bas « comme des passants et des hôtes » qui servent Dieu dans la pauvreté et l'humilité [3]. Se référant à la parole de l'Évangile (*Matt.* V., 39), la règle appelait les frères à pratiquer l'humilité et à ne pas s'opposer au mal [4]. Parallèlement, elle resserrait les liens, malgré tout assez lâches, entre les disciples de François, par le moyen d'une discipline conventuelle plus étroite qui leur commandait d'obéir au ministre général. Elle faisait en outre obligation, mais uniquement aux anciens, de se réunir tous les trois ans en Chapitre pour examiner les affaires courantes et élire le général de l'Ordre. Enfin les frères ne pouvaient avoir aucune activité de prédicateur sans l'accord de l'évêque local [5], en outre n'étaient autorisés à prêcher que les frères désignés par le ministre général [6]. Les autres membres de l'Ordre devaient agir sur leur entourage par l'exemple de leur propre vie [7].

Ainsi la nouvelle règle permettait d'isoler les éléments trop radicaux de l'Ordre, en les empêchant d'exercer une influence sur la société, et évitait que ne se développât à l'avenir au sein de la confrérie une spontanéité suspecte.

1. « Frater Franciscus promittit obedientiam et reverentiam domino papae Honorio ac successoribus ejus canonice intrantibus et ecclesiae Romanae. Et alii fratres teneantur fratri Francisco et ejus successoribus obedire. » *Regula a. 1223* (Boehmer, *op. cit.*, p. 29-30).
2. « Praecipio firmiter fratribus universis, ut nullo modo denarios vel pecuniam recipiant per se vel interpositam personam. » *Ibidem*, p. 31-32.
3. Cf. page 62, note 2.
4. « Quando fratres vadunt per mundum, nihil portent in via "neque sacculum neque peram neque panem neque pecuniam neque virgam" (*Luc*, IX, 3). Et (*Luc*, X, 4) " in quamcumque domum intraverint, primum dicant : Pax huic domui. Et in eadem domo manentes edant et bibant que apud illos sunt" (*Luc*, X, 7). Non resistant malo (*Matt.* V, 39) ; sed, si quis eos in maxillam percusserit, prebeant ei et alteram ; qui aufert eis vestimentum, etiam tunicam non prohibeant. Omni petenti se tribuant ; et qui aufert que sua sunt, non repetant (*Luc*, VI, 29-30). » Boehmer, *op. cit.*, p. 13-14.
5. Balthasar, *op. cit.*, p. 29.
6. « Nullus fratrum predicet contra formam et institutionem ecclesie et nisi concessum sibi fuerit a ministro suo. » *Regula prima* (Boehmer, *op. cit.*, p. 15).
7. Hausrath, *op. cit.*, II, p. 119.

C'est de la sorte, sans doute, que François lui-même appréciait la règle de 1223. Nous voyons une confirmation de cette hypothèse dans le fait qu'après cette date, il se tint totalement à l'écart de l'Ordre. Dans la mesure où le lui permettait sa santé profondément ébranlée, il s'efforça de passer les dernières années de sa vie dans la solitude (il mourut le 3 octobre 1226) se livrant à une sévère ascèse et passant son temps en prières [1].

Soucieux de voir les Frères mineurs conserver l'idéal de pauvreté volontaire, base de l'Ordre qu'il avait fondé, François rédigea un testament qui comportait des directives que ses disciples auraient à suivre dans l'avenir [2]. Ils les appelait donc à s'en tenir à l'esprit de l'Évangile, recommandant de ne posséder qu'une tunique rapiécée ; il leur rappelait qu'ils devaient rester simples, dociles envers tous ; il leur ordonnait de travailler physiquement, non pour un salaire, mais pour combattre l'oisiveté. Il soulignait enfin qu'au cas où ils ne recevraient pas de rétribution pour leur travail, il leur serait loisible de demander l'aumône. Et bien qu'il n'ait pas considéré son testament comme une nouvelle règle, ni même comme absolument obligatoire, il exprima le désir qu'on en donnât connaissance aux frères lors de la tenue du Chapitre, immédiatement après la lecture de la règle.

Le personnage de François n'est pas dépourvu d'un certain tragique. S'attaquant, en accord avec l'Église officielle, à l'œuvre de renouveau de la chrétienté, il s'était convaincu de la contradiction qui existait entre les principes professés et la réalité de la vie quotidienne [3], et il avait constaté qu'il n'était pas en mesure de faire adopter entièrement, même par ses disciples, les idéaux qu'il professait, autrement dit la pauvreté volontaire et sa propre conception du travail. Une chose pour le moins l'indique : la majorité des membres de l'Ordre ne s'était pas opposée à la pression des milieux de la curie romaine, en vue d'adoucir les prescriptions si sévères de la règle originelle. Tout au contraire, celle-ci les avait incités à discuter du problème de la propriété et du travail, toutes choses qui trouvèrent par la suite une expression vigoureuse dans les écrits de saint Bonaventure.

Cet éminent représentant du mouvement franciscain intervint, à l'occasion des attaques de Guillaume de Saint-Amour, pour défendre la règle atténuée des Frères mineurs de 1223. Il écrivit donc qu'il convenait de faire la distinction entre la propriété (*dominium*)

1. *Ibidem*, II, p. 172-173, 176.
2. D. Carl Mirbt, *Quellen zur Geschichte des Papsttums und des Römischen Katholizismus*, Tübingen, 1924, p. 191-192.
3. Balthasar, *op. cit.*, p. 26 ; Walter Goetz, *Die ursprüngliche Ideale des hl. Franz von Assisi*, reproduit dans *Italien im Mittelalter*, Leipzig, 1942, I, p. 156.

et l'utilisation (*usus*). Cette dernière, pour ce qui est des objets d'usage courant, est en effet la condition nécessaire de l'existence même des hommes. Le meilleur exemple nous en est fourni par la vie des pauvres qui, ne disposant d'aucune propriété, bénéficient pourtant des biens d'usage courant [1]. Et c'est pourquoi Bonaventure est enclin à reconnaître comme juste qu'il faut se contenter d'acquérir ce qui est nécessaire pour se nourrir et se vêtir. A l'occasion, il a souligné cependant que ce devait être là l'*usus pauper*, autrement dit que les objets utilisés par les frères devaient répondre par leur nombre, leur prix et leur qualité aux exigences de la pauvreté [2]. En revanche, il envisageait le travail autrement que François d'Assise. Il affirmait en effet, en se fondant sur les arguments ci-dessus, que nul ne peut refuser la nourriture à son prochain, celle-ci étant la condition nécessaire pour rester en vie ; néanmoins un homme pouvait en remplacer un autre au travail [3]. C'est pourquoi ceux qui pratiquent la pauvreté volontaire, même s'ils sont dans une parfaite forme physique, n'ont pas l'obligation de travailler de leurs mains, il leur suffit de se livrer à des exercices spirituels [4]. La base de leur existence sera donc le pain qu'ils mendieront. A ce propos, Bonaventure distinguait trois sortes de mendicité. La première, découlant d'une nécessité naturelle, autrement dit de la maladie ou d'une infirmité. La seconde, ayant pour objet de protéger un vice ou un délit, par exemple l'oisiveté ou un profit malhonnête. La troisième enfin, qui aspire à imiter le Christ et à permettre le travail apostolique mené en son nom. Bonaventure louait cette

1. « Ad illud quod obiicitur de Glossa, primae ad Timotheum sexto : *Habentes alimenta* etc., ubi dicitur, quod non sunt omnino abiicienda temporalia ; dicendum, quod intelligit de abiectione temporalium quantum ad *usum*, non quantum ad *dominium*. Nam usus temporalium necessarius est vitae humanae, qui tamen haberi potest absque dominio et proprietate, sicut patet in pauperibus, qui nihil proprietatis habent. — Et quod iste sit intellectus, patet per illud quod sequitur in Glossa immediate, ubi subdit, quod "*habentes alimenta et quibus tegamur, his contenti simus* ; qui ultra tendit malum invenit". Esse igitur contentum usu tegumenti et alimenti est modus perfectae virtutis. » Doctoris Seraphici S. Bonaventurae *Opera Omnia*, Quaracchi, 1891, V, p. 131-132 ; cf. Balthasar, *op. cit.*, p. 60 et suiv.

2. « *Praeterea*, unus homo potest operari pro alio, sed non manducare pro alio ; et ideo non oportet sic omnes astringi universaliter ad manualem operationem, sicut ad manducationem. » S. Bonaventurae, *op. cit.*, p. 162.

3. « Unus est modus dicendi, quod *nulli* pauperes voluntarii, quantumcumque validi, ad opera manualia sunt astricti, sed solum ad spiritualia. Et hi fundaverunt se super illud Matthaei sexto : *Respicite volatilia celi*. — Hic autem modus dicendi est erroneus... » *Ibidem*, p. 160.

4. « Et primus modus est ex *necessitate naturae* [...] quia habet *infirmitatem*, vel *debilitatem*, vel *utrumque*. [...] Secundus modus mendicandi est ex *viciositate culpae* [...] pro *otio fovendo*, vel pro *lucro cumulando*, vel *utroque modo*. [...] Tertius autem modus mendicandi est ex *supererogatione justitiae*[...] pro *Christo imitando* vel pro *Christo evangelizando*, vel *utroque modo* [...] Ex quo apparet, quod talis mendicatio laudabilis est, quae fit pro *Christo imitando*. » *Ibidem*, p. 140-141 ; cf. Balthasar, *op. cit.*, p. 61.

dernière forme de mendicité et la recommandait aux membres de la congrégation des Frères mineurs [1].

Les idées formulées par Bonaventure une trentaine d'années après la mort de François d'Assise, avaient été examinées par certains membres de la congrégation du vivant de ce dernier. Rien d'étonnant donc, si, dans le testament du fondateur de la congrégation des Frères mineurs, à côté de protestations d'obéissance envers les représentants de la hiérarchie ecclésiastique, même en cas de persécution de leur fait [2], se trouvait un long passage consacré au travail. François y affirmait qu'il s'était toujours efforcé de travailler physiquement et qu'il voulait continuer à le faire [3]. Il recommandait ce mode de vie à toute la congrégation. Tous devaient agir de la sorte, non pour obtenir une rétribution, mais pour servir d'exemple à leur prochain et pour combattre la paresse, l'oisiveté. Il n'est loisible de recourir à la mendicité que faute d'avoir pu obtenir la rétribution de son travail.

Dans la situation créée par la règle de l'an 1223, François ne pouvait plus compter que sur l'action de son exemple personnel. Celui-ci, comme on le vit bientôt, et malgré la canonisation rapide du fondateur du mouvement franciscain, fut insuffisant pour prévenir les querelles au sein de l'Ordre.

1. Balthasar, *op. cit.*, p. 78.

2. « Postea Dominus dedit michi et dat tantam fidem in sacerdotibus, qui vivunt secundum formam sancte ecclesie Romane propter ordinem ipsorum, quod si facerent michi persecutionem, volo recurrere ad ipsos. Et si haberem tantam sapientiam, quantam Salomon habuit, et invenirem pauperculos sacerdotes hujus seculi, in parochiis, (in) quibus morantur, nolo predicare ultra voluntatem ipsorum. Et ipsos et omnes alios volo timere, amare et honorare, sicut meos dominos. » Boehmer, *op. cit.*, p. 36.

3. « Et ego manibus meis laborabam, et volo laborare. Et omnes alii fratres firmiter volo, quod laborent de laboritio, quod pertinet ad honestatem. Qui nesciunt, discant, non propter cupiditatem recipiendi pretium laboris, sed propter exemplum et ad repellendam otiositatem. Et quando non daretur nobis pretium laboris, recurramus ad mensam Domini, petendo elemosinam ostiatim. » *Ibidem*, p. 37-38.

CHAPITRE V

Les rêves chiliastiques

Les partisans de la pauvreté volontaire, qui se heurtaient à une opposition plus ou moins latente des autorités ecclésiastiques, n'avaient pas la possibilité d'élaborer eux-mêmes la vision d'une société réformée dans l'esprit de l'idéologie qu'ils propageaient. D'où la grande popularité dont jouissait parmi eux une personnalité telle que l'abbé calabrais Joachim de Fiore (1130-1202) [1].

Prédicateur populaire et ermite, exégète de la *Bible* et vision-

1. Herbert Grundmann, *Neue Forschungen über Joachim von Fiore*, Marburg, 1950, p. 35. Les idées de Joachim de Fiore ont éveillé un vif intérêt parmi les historiens contemporains. Tous les auteurs qui s'occupent des manifestations des mouvements sociaux à caractère religieux du Moyen Age consacrent à cette figure une attention considérable. Ils découvrent l'influence de son enseignement non seulement chez les « fraticelli » et les Frères Apôtres, mais également chez les hussites et Thomas Münzer. Norman Cohn, dans son ouvrage *The Pursuit of the Millenium* (cité selon la traduction française parue sous le titre *Les fanatiques de l'Apocalypse*, Paris, 1962, p. 102) décèle l'influence des idées de Joachim de Fiore sur les philosophes allemands idéalistes : Lessing, Schelling, Fichte, et même dans une certaine mesure sur Hegel. Il considère également qu'on peut retrouver cette influence chez A. Comte ou encore dans la dialectique marxiste. Rien d'étonnant, dans ces conditions, que la littérature relative à Joachim de Fiore et au joachimisme soit énorme. Les travaux les plus récents en ce domaine sont examinés par H. Grundmann dans l'ouvrage cité ci-dessus.

naire mystique, il était également l'auteur d'une nouvelle division en périodes de l'histoire de l'humanité. A l'opposé de saint Augustin, il la divisait en trois âges (*status mundi*) [1] : 1°) de la création du monde à la naissance du Christ ; 2°) de la naissance du Christ à l'an 1260 ; 3°) de l'an 1260 à la fin du monde. Il les appelait les âges du Père, du Fils et du Saint-Esprit, et avait établi la coupure de l'an 1260 sur la base de recherches touchant à la symbolique des nombres ainsi qu'au calcul des générations bibliques (21 pendant la première période, 42 pendant la seconde, toutes de trente années chacune) [2]. Le premier âge, selon lui, était marqué par la domination des laïcs qui pratiquaient l'esclavage et l'oppression, fidèles en cela aux sévères recommandations de l'Ancien Testament. Le second âge avait amené le gouvernement du clergé et apporté, en vertu des préceptes du Nouveau Testament alors en vigueur, une certaine amélioration dans les relations humaines. C'était donc là une étape intermédiaire entre l'esclavage et la liberté. Le troisième âge, enfin, devait faire passer le pouvoir aux mains des moines, agissant selon les commandements de l'Évangile éternel (*Apocalypse* de saint Jean, XIV, 6) et guidés par l'amour de leur prochain. Cette période allait donc devenir celle d'une complète liberté de l'âme. Grâce à quoi les hommes allaient pouvoir se consacrer entièrement à la vie contemplative, la nécessité du travail disparaissant et, de ce fait, la notion de propriété également. Ce tournant attendu serait réalisé par un nouvel Ordre qui ne posséderait aucune fortune et respecterait scrupuleusement les principes de la pauvreté évangélique [3].

Cette vision du regime parfait de la société future, ainsi que la désignation de ceux à qui, lors du bouleversement proche, reviendrait le rôle essentiel, firent une profonde impression sur les apôtres du mouvement des pauvres. Ils se cherchaient et se retrouvaient dans les prophéties de Joachim de Fiore, et parvenaient à la conviction que proches étaient les temps où triompherait l'idéologie qu'ils professaient. Pour les mêmes raisons, Joachim de Fiore devint très populaire parmi ceux des Frères mineurs qui s'opposaient résolument aux tentatives des autorités ecclésiastiques visant à adoucir la règle franciscaine primitive [4].

Une lutte pour le maintien du principe de la pauvreté absolue se déroulait au sein de l'Ordre des Frères mineurs ; elle passa par plusieurs étapes. L'attitude des rigoristes avait été renforcée par

1. Schnürer, *op. cit.*, II, p. 565.
2. Emile Gebhardt, *L'Italie mystique, histoire de la renaissance religieuse au Moyen Age*, Paris, 1890, p. 76 ; Hausrath, *op. cit.*, II, p. 224.
3. *Ibidem*, II, p. 222 ; Sabatier, *op. cit.*, p. 65.
4. Hausrath, *op. cit.*, II, p. 221, 225.

le testament de François d'Assise, dans lequel le fondateur appelait ses disciples à respecter fidèlement le principe de la pauvreté, leur interdisant formellement de posséder églises et couvents, et de rechercher les privilèges accordés par le pape. Ces recommandations furent contestées toutefois par l'ancien cardinal-protecteur des franciscains, Ugolin, qui, élu pape sous le nom de Grégoire IX, déclarait officiellement, dans sa bulle du 28 septembre 1230 [1], que les Frères mineurs étaient tenus de respecter la règle de 1223, tandis que le testament de François, en revanche, n'avait aucune valeur impérative. De son côté, la direction de l'Ordre, en la personne du général Élie de Cortone, semblait par son comportement soutenir les tentatives en vue d'une nouvelle atténuation de la règle de pauvreté. En outre, ne voulant pas se laisser distancer par l'Ordre des Frères prêcheurs qui, grâce aux privilèges accordés, faisait une concurrence efficace au clergé diocésain sur le plan de l'action pastorale, elle avait entrepris des démarches auprès de la curie romaine en vue d'obtenir un privilège analogue.

La papauté s'efforçait de soutenir cette aspiration et créait les conditions matérielles permettant aux Frères mineurs de se consacrer entièrement à la direction spirituelle de la chrétienté [2]. C'est ainsi que le pape Innocent IV, grâce à l'application d'un subterfuge juridique, supprima en pratique l'interdiction faite à la confrérie de posséder des biens. Il reconnut en effet, le 14 novembre 1245 [3], que tout ce que l'Ordre possédait était la propriété du Saint-Siège et que les Frères mineurs n'en étaient que les utilisateurs. L'ordonnance qu'il rendit deux ans plus tard, en 1247, constituait une nouvelle infraction au principe de la pauvreté, puisqu'elle permettait à l'Ordre de mener des transactions immobilières [4]. C'était une piètre consolation pour les rigoristes que la création de la fonction de trésorier (*nuntius, bursarius*), lequel accompagnait les frères ayant à régler des questions immobilières, ou était envoyé en mission officielle et à leur place pour toucher de l'argent ou effectuer des paiements. Ainsi, le précepte de pauvreté, qui était à la base de la règle franciscaine, avait-il été supprimé en fait. Seules, les apparences étaient sauves [5].

Il ne faudrait pas croire que la renonciation à la pauvreté franciscaine s'était faite sans lutte. Au sein de la congrégation, existait un groupe considérable d'anciens disciples de François d'Assise

1. Holzapfel, *op. cit.*, p. 23.
2. Schnürer, *op. cit.*, III, p. 27.
3. Balthasar, *op. cit.*, p. 40, 44 ; Holzapfel, *op. cit.*, p. 29.
4. Balthasar, *op. cit.*, p. 43.
5. Hausrath, *op. cit.*, II, p. 218.

qui n'avaient nullement l'intention d'être infidèles au testament du maître. Ils représentaient une forte opposition qui entra en lutte avec le général de l'Ordre, aux dispositions opportunistes. Lors du chapitre général de 1227, les rigoristes remportèrent la victoire, et contraignirent Élie de Cortone à démissionner [1]. Il fut remplacé au poste de général par le principal représentant de l'opposition victorieuse : Jean Parenti [2]. L'opposition ne parvint pourtant pas à surmonter la crise que traversait la congrégation. Aussi, le groupe opportuniste, soutenu par la curie romaine, retrouva-t-il au bout de quelques années sa position perdue, ce qui entraîna, lors du chapitre général de 1232, la réélection d'Élie de Cortone [3]. Désireux de consolider la victoire obtenue, celui-ci entreprit aussitôt de persécuter les rigoristes. Ceux-ci subirent même des violences, tel en Allemagne César de Spire, qui fut assommé à coups de bâton par ses adversaires [4].

Dans ces conditions, les anciens compagnons de François d'Assise s'efforcèrent de suivre l'exemple de leur maître en entreprenant de mener une vie ascétique en dehors de la communauté. Ils s'installaient donc volontiers dans des ermitages isolés, où ils se livraient à une ascèse sévère. Ils ne renonçaient pas pour autant à lutter au sein même de l'Ordre, ce qui attirait sur leur tête de sévères mesures répressives de la part de leurs supérieurs. Avec le temps, on prit l'habitude de désigner ce groupe du nom de Spirituels [5].

En 1247, les Spirituels remportèrent un important succès dans leur lutte, en obtenant l'élection au poste de général de Jean de Parme qu'ils considéraient comme leur partisan [6]. Celui-ci, influencé par les écrits de Joachim de Fiore, était hostile aux tentatives faites jusqu'alors pour adoucir la règle franciscaine, et enclin à lui rendre sa sévérité ancienne. Il apparut toutefois que le joachimisme qu'il professait [7] constituait un sérieux obstacle à la réalisation de pareilles intentions. C'était en effet l'époque où les conceptions de Joachim de Fiore étaient officiellement condamnées par la curie romaine; encouraient donc des poursuites tous ceux qui leur étaient favorables. Ce fut également le cas de Jean de Parme qui, sous la pression du pape Alexandre IV, dut renoncer au poste qu'il occupait. Il fut remplacé par Bonaventure (1257) qui se proposa de pacifier la congrégation, tout en sauvant l'idéologie franciscaine menacée [8].

1. Gebhardt, *op. cit.*, 196 ; Holzapfel, *op. cit.*, p. 22.
2. Balthasar, *op. cit.*, p. 105.
3. *Ibidem*, p. 110.
4. Holzapfel, *op. cit.*, p. 26 ; Schnürer, *op. cit.*, III, p. 31.
5. Holzapfel, *op. cit.*, p. 40-41.
6. *Ibidem*, p. 30.
7. *Ibidem*, p. 33.
8. Schnürer, *op. cit.*, III, p. 32.

Parmi les Spirituels, Pierre Jean Olivi [1], originaire du Languedoc, commençait alors à jouer un rôle de quelque importance. Joachimite comme Jean de Parme, il était sous l'impression de l'annonce des temps nouveaux faite par le visionnaire calabrais. Se déclarant partisan du respect rigoureux de la règle de pauvreté par les disciples de François d'Assise, et de l'interprétation la plus sévère qui soit de l'*usus pauper*, il voulait que ces préceptes fussent également obligatoires pour tous les évêques. Cela eût permis, à son avis, de rendre à l'Église sa pureté des temps apostoliques.

Les Spirituels, qui se prononçaient en faveur du principe de pauvreté absolue combattue par les autorités de l'Église, soutenaient la thèse selon laquelle le pape lui-même n'avait pas le pouvoir de modifier la règle établie par François d'Assise. Une telle attitude, ainsi que leur sympathie déclarée pour les prophéties de Joachim de Fiore, attiraient sur eux les persécutions des autorités ecclésiastiques, et même des accusations d'hérésie. Cela contribua, en revanche, à accroître leur popularité dans le peuple qui donna bientôt à ce groupe franciscain le nom de *fraticelli* [2].

L'élection qui, en juillet 1294, fit du vieil ermite Pierre de Mouron le pape Célestin V, ranima les espoirs des rigoristes. Le nouveau pontife faisait preuve d'une entière compréhension pour les aspirations ascétiques des Spirituels et, bien qu'il ne saisît guère les justifications subtiles données aux dérogations à la règle franciscaine, il fit une concession importante visant à recréer l'harmonie dans les relations fort troublées qui existaient au sein de l'Ordre. Il accepta en effet que les Spirituels fussent libérés de l'obéissance obligatoire envers la direction de l'Ordre et constituassent un groupe autonome, les « ermites pauvres » [3].

Les anciens de l'Ordre ne voulurent pas accepter cette façon de poser la question; ils traitèrent les Spirituels en apostats et ne reculèrent pas devant l'emploi de la force pour contraindre les réticents à l'obéissance. Et comme Célestin V, non préparé à vaincre les difficultés qui se multipliaient devant lui, abandonna ses fonctions dès le 13 décembre 1294 [4], les Spirituels se virent privés d'un défenseur dévoué.

Le successeur de Célestin V, Benoît Gaetani, qui prit le nom de Boniface VIII, ne rappelait en rien son prédécesseur. Avant tout, il n'entendait pas tolérer le radicalisme des Spirituels qui mettaient en doute la légalité de son élection [5]. Se prononçant en faveur de

1. *Ibidem*, III, p. 33-36.
2. Hausrath, *op. cit.*, II, p. 233.
3. Schnürer, *op. cit.*, III, p. 38.
4. Hausrath, *op. cit.*, II, p. 264.
5. *Ibidem*, II, p. 267.

l'unité de l'Ordre des Frères mineurs, le pape traita les Spirituels en apostats et accorda son soutien total au parti opportuniste qui se prononçait pour l'adoucissement de la règle, si sévère à l'origine. C'est dans ce contexte que se produisit, quelques années plus tard, aux environs de l'an 1316, une scission définitive parmi les Frères mineurs [1].

Non seulement le comportement de Boniface VIII n'élimina pas les frictions existantes, mais il contribua au contraire à les exacerber. L'indignation régnait dans le peuple. On colportait de plus en plus largement les prophéties de Joachim de Fiore modifiées pour les besoins de la cause. Ces apocryphes présentaient Boniface VIII comme l'Antéchrist et proclamaient que la persécution des véritables disciples de François d'Assise, c'est-à-dire des Spirituels, était l'annonce de la fin prochaine de l'âge du Fils et les dernières tentatives des puissances infernales pour combattre les justes.

L'exemple de François d'Assise et la querelle en cours sur la façon de comprendre l'obligation de pauvreté amenèrent la multiplication, au cours du XIIIe siècle, de communautés pratiquant l'ascèse selon leurs propres conceptions. Suivant la forme que celle-ci revêtait, la population voisine donnait à ces ascètes des noms divers. C'est ainsi qu'elle appelait les uns des *boscarioli*, car ils vivaient dans les bois. D'autres avaient été baptisés *saccati*, car un sac d'étoupe était tout leur vêtement [2]. Tous ces ascètes divers qui cultivaient la pauvreté volontaire, vivaient d'aumônes. Salimbene, chroniqueur franciscain du XIIIe siècle, les présentant comme les concurrents de sa propre congrégation, écrivait avec amertume à leur propos : « Nous et les Frères prêcheurs avons appris aux hommes à mendier ; aussi, à présent, n'importe qui se met un capuchon de moine sur la tête et cherche à fonder un Ordre mendiant » [3]. Mais les franciscains n'étaient pas les seuls à voir

1. Schnürer, *op. cit.*, III, p. 54.

2. « Porro frater Hugo multos habebat in ordine suo et maxime in Provincia emulos et mordaces, et propter doctrinam abbatis Ioachym, et quia imponebant ei, quod ordinem Boscariolorum fecisset. Et non fecerat eum aliter nisi occasionaliter dicendo : « Eatis ad nemora et adiscatis comedere radices, quia tribulationes apropinquant », et quia noluit eos ad ordinem recipere, cum bene posset. Porro processu temporis fecerunt sibi habitum de sacco non cilicino, sed quasi sindonico, et inferius habebant tunicas optimas et ad collum mantellum de sacco ; unde et fratres Saccati dicti sunt. » *Cronica fratris Salimbene de Adam O. M.* (MGH. SS., XXXII, p. 254) ; cf. Hausrath, *op. cit.*, II, p. 236-237 ; Holzapfel, *op. cit.*, p. 39.

3. « ... et ceperunt mendicare panem per castrum illud, in quo habitabant fratres Minores ; et abundanter dabatur eis, quia nos et fratres Predicatores docuimus omnes homines mendicare ; et quilibet assumit sibi caputium et vult facere unam regulam mendicantem. Isti multiplicati sunt subito, et appellabantur a fratribus Minoribus de provincia Provincie ironice et trufatorie Boscarioli. » *Cronica fratris Salimbene...* (MGH. SS., XXXII, p. 254).

d'un mauvais œil cet état de choses. La curie romaine, également, était mal disposée tant à l'égard de la création de nouveaux Ordres en général, qu'à l'égard des Ordres mendiants en particulier. Le pape Grégoire X avait fait adopter par le concile de Lyon, en 1274, l'interdiction d'en fonder de nouveaux, et il avait recommandé que toutes les congrégations qui n'avaient pas été autorisées par le pape interrompissent leur activité [1]. Les *boscarioli* et les *saccati* dont il a été question ci-dessus se soumirent à ce verdict. En revanche, les Frères Apôtres [2] n'en tinrent aucun compte.

L'histoire de l'apparition de cette dernière communauté est caractéristique des courants qui travaillaient le peuple italien vers le milieu du XIIIe siècle : elle peut témoigner de la large popularité dont jouissaient auprès de lui les prophéties de Joachim de Fiore.

Salimbene, hostile aux Frères Apôtres, présente le créateur de cette communauté, Gérard Segarelli de Parme, comme un vulgaire débile mental [3]. S'étant vu refuser l'entrée de l'Ordre des Frères mineurs en raison de ses capacités intellectuelles par trop limitées, il passait de longues heures en méditation dans la chapelle du couvent. Il y puisa la résolution de s'engager de sa propre initiative dans la voie menant à la perfection évangélique, et de revêtir de son plein gré un costume qui devait ressembler au vêtement dont les artistes ont habillé les figures des apôtres sur les fresques des églises [4]. Segarelli commença par vendre le peu qu'il possédait et

1. Hausrath, *op. cit.*, II, p. 253.

2. « Sed papa Gregorius decimus, qui Placentinus fuit, in pleno concilio Lugdunensi istorum congregationem et religionem, quam facere inchoaverant, omnino cassavit destruxit et extirpavit, sicut et Saccatorum, nolens, quod tot essent ordines mendicantes, ne populus christianus tedio affectus gravaretur ab eis, et ut hi, quos *ordinavit Dominus de evangelio vivere*, eo quod *evangelium annuntiant*, libere *de evangelio vivere* possint. Saccati vero obedientes fuerunt summo pontifici, et inde laudantur et precipue commendantur, quia in aliis religionibus bene possunt salutem propriam operari vel saltem ubi sunt, dummodo, secundum quod concessum est eis, alios sibi similes non recipiant, donec penitus ad nichilum reducantur, sed sic deficiant in seipsis. Isti vero stulti, bestiales et ydiote, qui se apostolos appelant, nullatenus obedire disponunt, sed faciunt vestimenta habitus sui et ponunt seorsum in oculis intrare volentium et dicant eis : « Non audemus vos recipere, quia prohibitum est nobis. Vobis autem prohibitum non est, et ideo facite quod vobis videtur ». Et ita creverunt et *multiplicati sunt super numerum*, nec quiescent nec cessabunt a stultitia sua, donec aliquis summus pontifex indignetur contra eos et deleat eorum memoriam desub celo. » *Cronica fratris Salimbene...* (MGH. SS., XXXII, p. 268).

3. Hausrath, *op. cit.*, II, p. 237.

4. « Cum enim in ordine fratrum Minorum habitarem in Parmensi conventu sacerdos et predicator existens, venit quidam iuvenis natione Parmensis, de vili progenie ortus, illetteratus et laycus, ydiota et stultus, cui nomen Gerardinus Segalellus, et petiit, ut a fratribus Minoribus reciperetur in ordine. Qui cum non exaudiretur ab eis, tota die, quando poterat, morabatur in ecclesia fratrum et cogitabat quod postea stultizando implevit. Nam super coopertorium lampadis societatis et fraternitatis beati Francisci depicti erant apostoli circumcirca cum soleis in pedibus et cum mantellis

distribua au hasard son argent parmi les passants dans les rues de Parme. Salimbene affirme avec indignation que cet argent échut non pas entre les mains des pauvres, mais entre celles d'adroits coquins qui avaient su profiter de la naïveté du donateur [1]. S'étant débarrassé de la sorte de ce qui lui appartenait, Segarelli se mit à vivre d'aumônes, appelant le peuple à faire acte de pénitence. Or, une épidémie qui sévissait en Italie en 1259 semblait à beaucoup d'habitants de ce pays l'annonce du tournant prophétisé par Joachim de Fiore pour 1260; elle entraîna l'apparition massive de pénitents flagellants [2], c'est dire qu'auditeurs et disciples ne firent pas défaut à Segarelli. Ils se recrutaient avant tout dans le petit peuple des villes et des campagnes, parmi les vachers et les porchers, comme Salimbene les qualifie avec ironie [3], moins attirés sans doute par l'idéologie que par la perspective de ne rien faire et de mener une vie facile. Partant du principe que ses disciples devraient mener le genre de vie recommandé par les apôtres, Segarelli les appela les « Frères Apôtres ». Il essaya également, mais sans succès, d'obtenir la légalisation de sa communauté à Rome [4].

Nos sources de renseignements se limitant à la chronique de Salimbene [5], hostile à Segarelli, et à l'opinion malgré tout partiale des inquisiteurs, nous ne pouvons accepter sans méfiance et sans crainte d'erreur toutes leurs affirmations. Ainsi, par exemple, Salimbene soutient-il que Segarelli, pour faire la preuve de sa force de volonté

circa scapulas involuti, sicut traditio pictorum ab antiquis accepit et usque ad modernos deduxit. Ibi iste contemplabatur, et excogitato consilio, postquam capillos nutrivit et barbam, accepit soleas ordinis fratrum Minorum et cordam; quia, ut iam superius dixi, quicumque volunt noviter congregationem aliquam facere, ab ordine beati Francisci aliquid semper usurpant. Et fecit sibi fieri de bixetto vestitum et mantellum album de stagmine forti, quem circa collum et scapulos involutum portabat, credens per hoc apostolorum habitum demonstrare. » *Cronica fratris Salimbene...* (MGH. SS., XXXII, p. 256).

1. « Et vendita domuncula sua et accepto pretio, stetit super lapidem, super quem antiquitus potestates Parmenses concionari solebant. Et habens denariorum sacculum non *dispersit* et *dedit pauperibus* nec *congregationi pauperum affabilem* se fecit, sed vocatis ribaldis, qui ibi prope in platea ludebant, sparsit inter illos alta voce dicendo : « Quicumque vult, accipiat et habeat sibi ! » Collegerunt itaque valde cito ribaldi denarios illos et iverunt et luserunt ad taxillos et isto audiente, qui dederat, blasfemaverunt Deum viventem. » *Ibidem* (MGH. SS., XXXII, p. 256).

2. Hausrath, *op. cit.*, II, p. 242.

3. « Sic isti porcarii et vaccarum custodes voluerunt subintrare et suaviter et sine labore de elemosinis illorum vivere, quos fratres Minores et Predicatores cum magnis laboribus et exemplis longo tempore docuerunt. » *Cronica fratris Salimbene...* (MGH. SS., XXXII, p. 257).

4. « Secundo dixit, quod, cum consuluissent magistrum Albertum Parmensem, qui erat unus de septem notariis Romane curie, quid facerent de rectore, commisit negotium istud abbati monasterii ordinis Cistercii quod est in episcopatu Parmensi et appellatur Fontana viva. » *Ibidem* (MGH. SS., XXXII, p. 261).

5. Hausrath, *op. cit.*, II, p. 244.

et de sa continence, dormait parmi les femmes [1] sans avoir jamais de relations sexuelles avec elles. Ces pratiques, appliquées par ses disciples, donnaient toutefois des résultats moins édifiants et contribuèrent à faire accuser les Frères Apôtres de dérèglement sexuel [2], allant parfois même jusqu'à la pédérastie [3]. Qui sait pourtant si, derrière cette liberté sexuelle reprochée aux Frères Apôtres ne se cachaient pas des problèmes d'un autre ordre, que les observateurs n'avaient pas décelés. Peut-être s'agissait-il de rejeter une manifestation de plus du droit de propriété qu'était incontestablement à cette époque le mariage. Si nous nous souvenons que presque toutes les libertées prônées par les mouvements sociaux extrémistes ont encouru cette même accusation [4] et ceci, jusqu'à nos jours, une telle interprétation nous paraîtra admissible. Accessoirement existait sans doute aussi le désir d'accorder l'égalité des droits aux femmes, ce que souhaitaient bien des partisans du mouvement des pauvres [5].

Le cérémonial d'admission des nouveaux adeptes du mouvement des Frères Apôtres était extraordinaire. Afin de souligner la pauvreté qu'ils juraient d'observer, les néophytes devaient, en présence des autres frères réunis dans l'église et parfois même à ciel ouvert, se mettre entièrement nus. Pendant cette cérémonie symbolique, ils renonçaient à toute propriété et s'engageaient à mener une vie conforme aux canons de la pauvreté apostolique et évangélique [6].

1. « Post hec, cum hospitaretur apud aliquam mulierculam viduam, filiam nubilem et speciosam habentem, dicebat sibi a Domino revelatum, quod cum illa puella debebat illa nocte nudus cum nuda in eodem lecto dormire, ut probaret, si castitatem servare posset necne ». *Cronica fratris Salimbene...* (MGH. SS., XXXII, p. 257), « ... cum mulieribus, nudus cum nudis, in eodem lecto iacebat ad probandum, utrum castitatem tenere posset necne. » *Ibidem* (MGH. SS., XXXII, p. 265).

2. « Apostoli autem, non Christi, sed Ghirardini Sagalelli, male servant castitatem. Nam, ut michi dixerunt, quando vadunt per mundum, ad meretrices declinant et in domibus, in quibus hospitantur, si a lascivis mulieribus sollicitantur ad peccatum sive ad peccandum, consentiunt eis, ... » *Ibidem* (MGH. SS., XXXII, p. 269).

3. « Item Apostoli Ghirardini Sagalelli *masculi in masculos turpitudinem operantur*, maxime *senes cum iunioribus*, qui ingrediuntur ad eos, ut dixerunt michi. Et ideo aut conbustione aut carcere essent digni. » *Ibidem* (MGH. SS., XXXII, p. 270).

4. « ... hoc quoque probrosum videbatur in eis (Humiliatis et Pauperibus de Lugduno), quod viri et mulieres simul ambulabant in via et plerumque simul manebant in domo una, et de eis diceretur, quod quandoque simul in lectulis accubabant, quae tamen omnia ipsi asserebant ab apostolis descendisse. » Burchardi et Cuonradi Uspergensium *Chronicon* (MGH. SS., XXIII, p. 376).

5. Hausrath, *op. cit.*, II, p. 252.

6. « Ipse vero pro hoc honore tale beneficium rependit eisdem, quia se et omnes alios denudavit usque adeo, quod etiam menbra genitalia sine bracis et aliquo velamine nuda essent, et stabant apodiati ad murum in acie circum circa, sed non in acie ordinata nec honesta nec bona. Volebat enim eos expropriare, ut nudi nudum Christum decetero sequerentur. Posuerat enim quilibet eorum ex precepto magistri vestimenta sua in medio domus ligata seorsum. Tunc ex precepto magistri, cum ita inhoneste starent, introducta est *mulier, caput peccati, arma diaboli, expulsio paradisi, delicti*

Ils juraient en outre de ne reconnaître aucune autorité autre que celle du Christ [1].

De sérieuses conséquences en résultaient au niveau de l'organisation. En effet, les Frères Apôtres rejetaient résolument toute obéissance au pape et lui refusaient en particulier le droit d'excommunier. Ils soutenaient que, depuis l'époque de Sylvestre 1er, l'Église, pour avoir renoncé à observer la pauvreté, avait perdu sa sainteté originelle et était tombée au pouvoir de Satan. Ils ajoutaient toutefois qu'à côté de l'Église visible, matérielle, que l'Apocalypse avait qualifiée de Babylone, de grande mère de l'impudicité et de bête aux sept têtes et aux dix cornes, existait une Église spirituelle. Cette dernière était représentée par les Frères Apôtres et par tous les fidèles qui se conformaient à la règle de pauvreté et obéissaient aux directives du Saint-Esprit [2].

La propagande des Frères Apôtres, et surtout leur façon élémentaire, dans sa forme naïve, de combattre la propriété, les rendirent populaires parmi les habitants de Parme, où avait commencé leur action. Cette popularité se manifestait entre autres par le fait qu'ils recevaient des aumônes plus abondantes que les franciscains et les dominicains [3].

Inquiètes d'un tel développement, les autorités ecclésiastiques obtinrent en 1286 d'Honorius IV la condamnation de la commu-

mater, corruptio legis antique. Cui Ghirardinus Segalellus, qui magister erat istorum, precepit, ut pauperibus sic expropriatis et a propriis denudatis vestimenta que vellet tribueret. » *Cronica fratris Salimbene...* (MGH. SS., XXXII, p. 264) ; cf. Hausrath, *op. cit.*, II, p. 279.

1. « Modus autem receptionis quo hujusmodi Pseudo-apostoli recipiuntur ad sectam et ordinem illum talis esse dicitur, sicut habitum est ab aliquibus eorumdem in judico deprehensis, videlicet quod ille qui debet recipi aut profiteri illum ordinem, prius informatur per aliquem vel aliquos alios ejusdem secte vel ordinis de modo et ritu vivendi ipsorum et de perfectione illius vite quam dicunt esse apostolicam. Et postmodum in aliqua ecclesia, coram aliquo altari vel etiam in aliqua platea communi, presentibus aliquibus ejusdem secte vel ordinis vel etiam aliquibus aliis, ille exuit se omnibus vestimentis suis in signum expoliationis et renuntiat omnibus que possidet in signum perfectionis evangelice paupertatis et in corde suo facit votum Deo quod deinceps vivet in paupertate evangelica. Et ex tunc non debet recipere peccuniam nec habere nec portare, set debet vivere de elemosinis qui sibi gratis et sponte ab aliis offerentur, nichil in crastinum reservando. Item, non promittit obedientiam alicui homini mortali set soli Deo, et ex tunc reputat se esse in statu apostolice et evangelice paupertatis et perfectionis et soli Deo et nulli homini esse subjectum, sicut fuerunt apostoli subjecti Christo et nulli alii. » Bernard Gui, *op. cit.*, I, p. 84 et 86.

2. « Item, quod ecclesia Romana est illa Babilon meretrix magna de qua scribit Johannes in Apocalipsi, que apostatavit a fide Christi. Item, quod tota illa potestas spiritualis quam Christus dedit Ecclesie ab initio translata est in sectam illorum qui se dicunt apostolos seu de ordine apostolorum, quam sectam seu ordinem vocant congregationem spiritualem a Deo missam et electam in istis novissimis temporibus... Item, quod papa nec aliquis alius potest eos excommunicare. » *Ibidem*, I, p. 86 et 88.

3. Et plus et libentius dabant eis Parmenses, concives mei, viri et mulieres, quam fratribus Minoribus et Predicatoribus darent. » *Cronica fratris Salimbene...* (MGH. SS., XXXII, p. 259).

nauté et de son enseignement, condamnation maintenue en vigueur par le pape Nicolas IV, en vertu d'une ordonnance de 1290 [1]. Ces bulles freinèrent le recrutement des partisans de Segarelli mais, malgré son emprisonnement ultérieur, ne mirent pas un terme à l'influence de l'apôtre de la pauvreté. Il fallut attendre l'action énergique de Boniface VIII en l'an 1300 pour voir Segarelli traduit devant le tribunal de l'Inquisition et brûlé comme hérétique. Certains de ses partisans partagèrent le sort de leur maître ; les autres durent quitter le pays [2].

Dulcin, le successeur de Segarelli, chercha refuge dans la Dalmatie voisine [3]. Fils naturel d'un prêtre du diocèse de Novare, il fit sans doute son noviciat de franciscain à Trente [4] ; mais, attiré par l'idéologie des Frères Apôtres, il abandonna son couvent pour le leur, où il conquit bientôt la première place. Autour de lui s'était formé un cercle de compagnons dévoués, parmi lesquels figurait une ancienne religieuse, Marguerite.

L'emprisonnement puis la mort de Segarelli, ainsi que la répression dont furent victimes ses partisans, dispersèrent les Frères Apôtres

1. « Cumque post annos circiter XX pervenisset ad aures domini Honorii pape IV rumor malus secte illius, quam ipsi ordinem Apostolorum appellabant, eamdem dampnavit tanquam perniciosam et ejus habitum pariter condempnavit, sicut in ejus apostolicis litteris continetur, quas ad universos prelatos Ecclesie super hoc destinavit tenorem ejus continentes. Ad instar quoque domini Honorii pape IV, Nicholaus papa IV universis ecclesiarum prelatis consimiles litteras destinavit, sub anno Domini M° CC° nonagesimo, pontificatus anno 3°. » Bernard Gui, *op. cit.*, II, p. 70 et 72 ; cf. le texte de la bulle d'Honorius IV dans *Additamentum ad historiam fratris Dulcini haeresiarchae* (L. A. Muratori, *Rerum Italicarum scriptores...*, Mediolani, 1726, IX, p. 448-449).

2. « Cumque magis ac magis ipsorum error et heresis successivis temporibus panderetur, ceperunt inquisitores heretice pravitatis auctoritate sedis apostolice in partibus Ytalie inquirere et procedere contra eos. Prefatus tamen Gerardus perduravit usque ad tempus Bonifacii pape VIII, plures habens discipulos erroris sui pariter et magistros, tandemque post XL fere annos a primo sui initio computando prefatus Gerardus studio et sollicitudine inquisitorum de ordine Predicatorum in partibus Lombardie deprehensus est in heresi et tanquam hereticus condempnatus pariter et combustus, tempore domini pape Bonifacii memorati. » — Bernard Gui, *op. cit.*, II, p. 72 et 74.

3. « Exterminato autem de medio et cremato prefato Gerardo heresiarcha, Dulcinus, Novariensis dyocesis, spurius filius sacerdotis, unus ex discipulis prefati Gerardi, successit eidem in magisterio erroris et pravi dogmatis factusque est caput et vexillifer totius secte illius et congregationis, non quidem ut fallaciter dicunt apostolice, set revera apostatice, erroresque erroribus adduxit et adauxit, sicut magis inferius apparebit, ubi errores talium sub quodam compendio sunt collecti, ut detecti melius valeant a fidelibus evitari. Dictusque Dulcinus multa milia hominum utriusque sexus, maxime in partibus Ytalie et Tuscie ac aliis circumvicinis regionibus, longe lateque in secta sua et heresi adunavit, quibus doctrinam tradidit pestiferam et spiritu non tam prophetico quam phanatico et insano, multa futura predixit, asserens et confingens se habere revelationem a Deo et spiritum intelligentie prophetarum, in quibus omnibus inventus est falsus et mendax et deceptorius et deceptus, cum sua Margarita malefica et heretica consorte in scelere et errore, sicut magis sequentia declarabunt. » *Ibidem*, II, p. 74 et 76.

4. Hausrath, *op. cit.*, II, p. 275, 277-278, Schnürer, *op. cit.*, II, p. 49.

et les contraignirent à se cacher. Il fallut attendre Dulcin pour les voir s'engager sur des voies nouvelles. Pour relever le moral de ses frères, il leur envoya de Dalmatie, où il vivait en exil, trois lettres dont deux nous sont connues grâce à l'abrégé qu'en donnent les inquisiteurs.

Dans sa première lettre, datée d'août 1300, Dulcin rappelait aux frères qu'ils constituaient une communauté. Ils devaient donc mener une vie apostolique, se soumettre uniquement à la discipline intérieure de l'Ordre et respecter le précepte de pauvreté [1]. Il démontrait que Dieu avait choisi leur communauté pour sauver l'humanité ; il était lui-même l'élu de Dieu qui, à ce titre, lui avait dévoilé les mystères des destinées futures du monde et l'avait chargé d'expliquer les prophéties bibliques [2]. Il affirmait ensuite que non seulement les persécuteurs des Frères Apôtres, mais également les dominicains et les franciscains étaient les serviteurs de Satan. De même que l'ensemble du clergé séculier, ils seraient d'ici peu exterminés [3].

Dans la suite de ses démonstrations, Dulcin se livrait à des considérations historiques qui étaient incontestablement influencées par les prophéties de Joachim de Fiore. Toutefois, d'après Dulcin, l'histoire de l'humanité se divisait non plus en trois, mais en quatre périodes. Le premier âge, allant jusqu'à la naissance du Christ, était défini conformément à la conception de Joachim de Fiore. Le second, de la naissance du Christ au pontificat de Sylvestre Ier, se caractérisait par les vertus de la véritable Église apostolique. Mais dès l'instant où, à l'époque de Sylvestre Ier, l'Église rompait avec le précepte de pauvreté, commençait le troisième âge, de démorali-

1. « Quarum una data seu conscripta fuit anno Domini M° CCC°, in mense augusti, in qua ipse Dulcinus in principio asserit illam suam congregationem spiritualem esse et propriam in proprio modo vivendi apostolico et proprio nomine, cum paupertate propria et sine vinculo obedientie exterioris, set cum interiori tantum. » Bernard Gui, *op. cit.*, II, p. 76.

2. « Quam congregationem asserit in istis diebus novissimis a Deo pro salute animarum specialiter esse missam et electam et illum qui preest super istam congregationem, videlicet se ipsum, quem vocant fratrem Dulcinum, a Deo specialiter esse missum et electum cum revelationibus factis sibi de presentibus et futuris que super bonos et super malos asserit in proximo cum revelationibus factis sibi de presentibus et futuris que super bonos et super malos asserit in proximo evenire, ad aperiendum prophetias et intelligentiam scripturarum Novi et Veteris Testamenti in temporibus istis novissimis. » *Ibidem*, II, p. 76 et 78.

3. « Item, adversarios suos et ministros dyaboli asserit esse clericos seculare scum multis de populo et potentibus et tyrannis et omnes religiosos, specialiter Predicatorum et Minorum et etiam aliorum qui ipsum Dulcinum et suos persequebantur quia dictam sectam, quam vocat congregationem spiritualem et apostolicam, tenebant ; et hac de causa dicit se Dulcinus fugere et latere a facie persequentium, sicut fecerunt sui antecessores dicte congregationis, usque ad tempus prefinitum in quo ipse et sui, ut dicit, publice apparebunt et publice predicabunt omnibus, suis adversariis exterminatis. » *Ibidem*, II, p. 78.

sation et de dépravation. Le redressement ne serait radicalement opéré qu'avec la disparition du clergé dans son ensemble. Ce serait là le commencement du quatrième âge de l'histoire de l'humanité, qui durerait jusqu'à la fin du monde [1]. Dulcin attendait la venue de ce moment crucial dans un avenir proche. C'était ainsi que, dans les trois ans, devait se consommer la perte du clergé chargé de péchés et que Boniface VIII devait mourir. L'instrument de ce retournement, selon Dulcin, serait le futur empereur, autrement dit Frédéric II, roi de Sicile [2] qui, après avoir remporté la victoire, assiérait sur le trône dix nouveaux rois [3] et instituerait la paix. C'est alors que le gouvernement de l'Église serait assumé par un saint pape, élu de Dieu et

1. « Item distinguit IV status sanctorum fuisse in propriis modis vivendi. In primo fuerunt patres Veteris Testamenti sive patriarche et prophete et alii viri justi usque ad adventum Christi. In quo statu laudat bonum fuisse matrimonium causa multiplicandi genus humanum. Et quia in fine posteriores declinaverunt a statu spirituali et bono priorum, ideo venit Christus ad sanandum infirmitatem illorum cum apostolis et discipulis suis et ymitatoribus ipsorum. Et ipse fuit secundus status sanctorum in alio proprio modo vivendi, qui fuerunt sicut medicina perfecta infirmitatis prioris populi et ostenderunt veram fidem per miracula et humilitatem et patientiam et paupertatem et castitatem et alia bona exempla vite contra omnia illa a quibus declinaverant illi qui erant de priori statu. Et in isto secundo statu melior fuit virginitas et castitas quam matrimonium, item paupertas quam divitie et sine proprio vivere quam terrenas possessiones habere. Et duravit iste status usque ad tempus beati Silvestri pape et Constantini imperatoris. Et tunc posteriores jam declinaverant a perfectione priorum. Tertius status cepit a sancto Silvestro, tempore Constantini imperatoris, in quo gentiles et alii ceperunt magis ac magis verti ad fidem Christi generaliter. Et dum sic convertebantur et non refrigerabantur in amore Dei et proximi, melius fuit sancto Silvestro pape et aliis successoribus suis possessiones terrenas et divitias suscipere et habere quam paupertas apostolica et melius fuit regere populum quam non regere, ad tenendum ipsum sic et conservandum. Set quando inceperunt populi refrigerari a caritate Dei et proximi et declinare a modo vivendi sancti Silvestri, tunc melior fuit modus vivendi beati Benedicti quam aliquis alius, quia in terrenis fuit strictior et a dominio temporali magis separatus. Et tamen ita bonus erat tunc, ut dicit, modus bonorum clericorum, qui tunc erant sicut monachorum, nisi quod modus clericorum bonorum secundum majorem partem numeri eorum erat in diminuendo et monachorum erat in multiplicando. Et quando clerici et monachi quasi ex toto a caritate Dei et proximi refrigerati fuerunt et declinaverunt a priori statu suo, tunc melior fuit modus vivendi sancti Francisci et sancti Dominici et magis stricti in possidendo res terrenas et in dominio temporali magis quam modus vivendi beati Benedicti et monachorum. Et quia modo est tempus in quo omnes tam prelati quam clerici et religiosi a caritate Dei et proximi refrigerati sunt et declinaverunt a statu predecessorum suorum, melius fuit et est reformare modum vivendi proprium apostolicum quam aliquem alium modum vivendi tenere ; et istum modum vivendi apostolicum asserit missum esse a Deo in istis temporibus novissimis. Et istum modum vivendi apostolicum incepit frater Gerardus Segarelli Parmensis a Deo dilectissimus, et durabit et perseverabit usque ad finem mundi, et fructificabit usque ad diem judicii. Et iste est quartus status et ultimus in proprio modo vivendi apostolico et differt a modo vivendi sancti Francisci et sancti Dominici, quia vita illorum fuit multas habere domos et illuc mendicata deferre, set nos, ait Dulcinus, nec domos habemus nec etiam mendicata portare debemus, et propter hoc vita nostra major est et ultima omnibus medicina. » *Ibidem*, II, p. 78, 80 et 82.

2. Hausrath, *op. cit.*, II, p. 281-283.

3. *Ibidem*, II, p. 287.

non par les cardinaux [1]. Les inquisiteurs prétendaient que Dulcin se voyait lui-même dans ce rôle. A ce pape se soumettraient les Frères Apôtres et ceux des membres du clergé qui se seraient joints à eux. Ces autorités spirituelles et temporelles resteraient au pouvoir jusqu'à la venue de l'Antéchrist.

Le contenu de la deuxième lettre, de décembre 1303, complétait ces considérations. En raisons des événements survenus entre 1300 et 1303, et en particulier des souffrances endurées par Boniface VIII, et de la mort de celui-ci, Dulcin considéra qu'il était indispensable d'actualiser et de compléter ses prédictions antérieures, en partie confirmées. Il entreprit donc de faire le portrait des quatre derniers papes de l'histoire du monde. Le premier d'entre eux, Célestin V, et le dernier, encore inconnu, étaient de bons papes, tandis que le second, Boniface VIII, et son successeur dont il ne donnait pas le nom (il s'agissait de l'ancien général des dominicains, Benoît XI) [2], représentaient les mauvais papes. Ensuite, il s'étendait plus longuement sur le rôle de Frédéric II, qu'il appelait « le lion » [3]. Ce souverain devait, dès 1304, prendre l'offensive contre le mauvais pape. Le résultat en serait tant la libération des Frères Apôtres que celle des Spirituels et le renouveau moral de l'Église. Dulcin annonçait pour 1303, après l'attentat contre Boniface VIII, la chute de Charles II,

1. « Item, circa medium epistole sue usque ad finem prosequitur de futuris infra proxime venturum tunc triennium adimplendis, dicens quod omnes prelati Ecclesie et ceteri clerici a majori usque ad minorem et omnes monachi et monache et religiosi et religiose et omnes fratres et sorores ordinum Predicatorum et Minorum et Heremitarum qui, ut ipse dicit, jam sunt declinati a modis vivendi predecessorum suorum, qui sunt tertia mutatio Ecclesie que superius est descripta, de quibus subdit ibidem plurima mala, necnon Bonifacius papa VIII qui tunc preerat romane sedi, de quo similiter ibidem plurima mala subdit, adducens ad predicta et interpretans secundum suum pravum intellectum multa de scripturis prophetarum et Veteris ac Novi Testamenti, omnes, inquam, supradicti divino gladio exterminabuntur ab imperatore relevato et a regibus novis factis per ipsum imperatorem relevatum et occidentur et consumentur per universam terram. Imperatorem vero relevatum exponit et asserit ibidem esse Fredericum, regem tunc Cicilie, filium quondam Petri, regis Aragonum. Qui Fredericus debet relevari in imperatorem et facere reges novos et Bonifacium papam pugnando habere et facere occidi cum aliis occidendis. Et ad confirmandum predicta adducit multa de scriptis Veteris et Novi Testamenti interpretando et exponendo de corde suo intellectu perverso. Et dicit quod tunc omnes christiani erunt positi in pace, et tunc erit unus papa sanctus a Deo missus mirabiliter et electus, et non a cardinalibus, qui tunc cardinales omnes erunt occisi cum aliis ; et sub illo papa erunt illi qui sunt de statu suo apostolico et etiam alii de clericis et religiosis qui unientur eis, qui divino auxilio a predicto gladio fuerint liberati ; et tunc accipient Spiritus sancti gratiam, sicut acceperunt apostoli in ecclesia primitiva, et inde fructificabunt in aliis usque ad finem mundi. » Bernard Gui, *op. cit.*, II, p. 86 et 88.

2. « Item, paulo post subdit quod de novitatibus factis et fiendis sub brevitate innotescit, in primis dicens quod in istis diebus nostris, scilicet sub anno illo quo predictam epistolam scripsit seu misit, sub anno Domini M° CCC° III°, quatuor pape sunt scripti, duo boni, scilicet primus et novissimus, et duo mali, scilicet secundus et tertius. » *Ibidem*, II, p. 92.

3. Hausrath, *op. cit.*, II, p. 291.

roi de Naples ; pour l'an 1304, l'extermination de tous les cardinaux et la mort du successeur de Boniface VIII ; et enfin, pour 1305, l'anéantissement total du clergé tant séculier que régulier [1].

La catastrophe qui accabla Boniface VIII releva considérablement le prestige de Dulcin et contribua à accroître le nombre de ses adeptes. Il prit personnellement leur tête après son retour de Dalmatie. L'activité de Dulcin s'étendait principalement en Lombardie, où il provoqua de profonds remous à la fois dans la plèbe urbaine et dans la paysannerie. Et, comme une certaine agitation régnait dans ce milieu depuis assez longtemps déjà, en raison de l'oppression des classes possédantes [2], les prophéties messianiques de Dulcin gagnèrent un nombre de plus en plus considérable de partisans. En raison des proportions prises par le mouvement, le pape Clément V proclama une croisade contre les Frères Apôtres [3], et en confia l'organisation à l'évêque de Verceil : c'était dans son diocèse que Dulcin répandait alors sa doctrine.

L'affaire n'était pas si simple. Dulcin quitta Gattinari, sur les bords de la Sesia, qui avait été en 1304 le centre de son activité, et se retira dans la montagne [4] ; il infligea d'abord une lourde défaite aux armées ennemies qui tentaient de dominer la situation dans la région ; faisant preuve [5] de grands talents d'organisateur et de chef

1. « Qui anni debent intelligi et accepi sic : primus annus illorum trium fuit MCCCIII, in quo facta est desolatio super regem Austri et super Bonifacium papam ; secundus annus est MCCCIV, in quo desolatio cardinalium cum suo novo capite fiet ; tertius annus illorum trium est MCCCV, in quo circumquaque fiet desolatio omnium clericorum, monachorum et monacharum et religiosorum aliorum et Minorum et Predicatorum et Heremitarum, qui in malitia usque illuc de malo in pejus perdurabunt. Et hec omnia fient per Fredericum imperatorem Romanorum in illis duobus annis, scilicet MCCCIV et MCCCV. » Bernard Gui, *op. cit.*, II, p. 96 et 98.

2. Ernst Werner : « Messianische Bewegungen im Mittelalter », *Zeitschrift für Geschichtswissenschaft*, Berlin, 1962, X, p. 395.

3. « Fuit itaque de mandato apostolico contra predictum Dulcinum crux cum peccatorum indulgentia predicata ; et inquisitores pluries moverunt exercitum contra ipsum ; set non poterant prevalere, quia sequaces et credentes et receptatores et fautores ac defensores ejus multiplicati erant super numerum in partibus Lombardie. Post autem tandem inquisitores heretice pravitatis in partibus Lombardie de ordine Predicatorum cum episcopo Vercellensi, cruce cum plena peccatorum indulgentia predicata, congregaverunt magnum exercitum contra prefatum Dulcinum heresiarcham, non tam ymitatorem errorum veterum quam novorum et perversorum dogmatum inventorem, qui multos infecerat multosque traxerat et habebat plurimos discipulos et sequaces morabaturque cum suis tunc in montanis Novariensibus. » Bernard Gui, *op. cit.*, II, p. 104.

4. « ... quidam frater nomine Dulcinus, filius Presbyteri Julii de Tarecontano Vallis Exolae Dioecesis Novariensis, homo incognitus, Haeresiarcha pessimus, subito et inopinate cum quibusdam complicibus suis de remotis partibus venit in Dioecesi Vercellensi Anno Domini Millesimo trecentesimo quarto, et in locis Gatinariae, et Serravallis, et aliis circumstantibus coepit occulte et malitiose conversare, et in ipsis locis quamplures tam mares, quam foeminas seduxit, trahens ipsos ad falsa documenta, suam perniciosam sectam, et novam haeresim. » *Historia fratris Dulcini haeresiarchae* (Muratori, *op. cit.*, IX, p. 429).

5. « Et ipsi canes pessimi, positis aliquibus ex ipsis in insidiis multis, irruerunt cum multitudine onerosa in ipsos Potestatem, et homines dictae Vallis cum armis et

militaire, Dulcin sut en effet installer ses troupes sur des positions inexpugnables, d'où elles parvinrent à repousser les attaques réitérées d'un adversaire supérieur en nombre. Cela supposait non seulement qu'il avait préparé la défense mais également qu'il était en mesure d'assurer le ravitaillement des nombreux Frères Apôtres qui avaient accompagné leur maître. Ce ne fut possible, on s'en doute, que grâce à la sympathie de la population des environs. Dans ces conditions, les croisés durent recourir à un blocus sévère. Les armées de l'évêque attendirent la fin de mars 1307 pour renouveler leur attaque contre les compagnons de Dulcin, affaiblis par la faim et le froid. Elles forcèrent les dernières fortifications, massacrant sans pitié les défenseurs qui tentaient encore de résister. On n'épargna que les chefs, mais uniquement afin de pouvoir les traduire devant le tribunal de l'Inquisition [1]. Celui-ci condamna tous les accusés à périr sous la torture [2].

lapidibus. Ibique plures homines occiderunt in conflictu, et alios quamplures ad dictum saxum Parietis Calvae captivos duxerunt, et eos usque ad extremum suae substantiae redimi fecerunt. » *Ibidem*, IX, p. 431.

1. « Tandem in die Jovis sancta praedicta, quae fuit Anno Domini millesimo trecentesimo septimo, die decima tertia suprascripti mensis Martii, post longa proelia, multosque labores, dictus frater Dulcinus personaliter captus fuit super montibus Triverii una cum Margarita de Trideno ejus socia et Longino de Bergamo, qui erat de Cattaneis de Sero, vel de Sacco, et erant majores in dicta secta post ipsum Dulcinum : quos praefatus Dominus Episcopus desiderabat affectuose vivos habere, ut pro meritis eorum praemia digna reciperent, qui tot malorum fuerunt auctores ». *Ibidem*, IX, p. 439.

2. « Praedictae autem poenae illatae fuerunt praedictis Dulcino, et Longino in locis diversis, videlicet Dulcino in civitate Vercellarum, ipsum ducendo cum cruciatibus et tormentis suprascriptis per vias, vicos, et plateas dictae civitatis; Longino vero in loco Bugellae. » *Ibidem*, IX, p. 440.

CHAPITRE VI

La pauvreté volontaire face à l'épreuve de la vie

Les Frères mineurs et les Ordres et confréries qui prenaient modèle sur eux considéraient le précepte évangélique de la pauvreté comme le moyen d'atteindre à la perfection spirituelle. Le respect de ce même principe, pour l'Ordre des Frères prêcheurs, n'était qu'une mesure tactique visant à assurer aux disciples de saint Dominique la même popularité que celle dont les franciscains jouissaient dans l'opinion. Il s'agissait également et sans conteste de se rapprocher, par le mode de vie, des représentants des hérésies combattues, et surtout des Albigeois qui se distinguaient par la sévérité de leurs mœurs[1]. Rien d'étonnant, donc, dans ces conditions, que le problème de la pauvreté n'ait pas été pour l'Ordre des Frères Prêcheurs la question essentielle, et que les dominicains aient oublié sans trop de difficultés cette recommandation de leur fondateur.

1. Balthasar, *op. cit.*, p. 40 ; Schnürer, *op. cit.*, III, p. 57 ; Angelus Maria Walz, *Compendium historiae Ordinis Praedicatorum*. Romae, 1930, p. 21.

Il n'est pas surprenant de voir cette question devenir le centre des attaques d'un professeur de l'université de Paris, Guillaume de Saint-Amour. Défendant son école contre les Ordres mendiants qui risquaient de devenir majoritaires, il s'attaqua violemment à la pseudo-pauvreté de ses adversaires dans le pamphlet qu'il écrivit en 1255 sous le titre *Tractatus brevis de periculis novissimorum temporum ex scripturis sumptus* [1].

Il n'y avait aucune preuve, disait-il, que le Christ et ses apôtres eussent vécu d'aumônes [2]. Il démontrait que l'individu parfait qui avait renoncé à sa fortune devrait soit vivre de son travail, soit entrer dans un couvent en mesure d'assurer son entretien [3]. En effet, il n'est pas digne d'un homme en bonne santé de demander la charité [4], ni aux moines des Ordres mendiants qui ne dispensent pas les sacrements, de vivre des revenus de l'autel [5].

S'il est vrai que, dans ses considérations, Guillaume de Saint-Amour parlait constamment de prédication, il ne pensait assurément pas seulement aux dominicains, mais également aux franciscains. La manière dont il présentait l'enseignement de Joachim de Fiore comme un des signes de la catastrophe menaçante [6], plaide en faveur de cette interprétation. En effet, comme cette doctrine comptait surtout des partisans parmi les Frères mineurs, les griefs que nous examinons ici devaient sans doute les viser aussi [7].

1. Ernest W. Mc Donnell, *The Beguines and Beghards in Medieval Culture with special emphasis on the Belgian scene,* New Brunswick-New Jersey, 1954, p, 459.

2. « Quod autem Dominus mendicaverit, vel eius Apostoli, numquam reperitur; Nam quod aliquando petiit a muliere Samaritana, Ioan. 4. *Da mihi bibere,* non fuit mendicitas, cum sit communis usus aquarum ; nec bibere volebat aquam corporalem, cum nondum comedisset, sed miserat discipulos in citatem, ut emerent cibos ; sed dicitur ibidem, quod petebat ab ea *Aquam spiritualem,* id est, *fidem,* et admonebat *quod ipsa peteret Spiritum Sanctum,* ut dicit Glossa ibidem. » Magistri Guillielmi de Sancto Amore *Opera Omnia...,* Constantiae, 1632, p. 51.

3. « Qualiter ergo *vivendum est,* inquies, *viro perfecto, postquam reliquerit omnia* ? Respondemus : *Aut operando corporaliter manibus, Aut intrando Monasterium, ubi habeat necessaria vitae.* » *Ibidem,* p. 49-50.

4. « Quod autem *non liceat mendicare validis corpore,* cautum est expresse in Iure humano... » *Ibidem,* p. 52.

5. « Nonum signum est, quoniam *cum Pseudo ex potestate, quam habent, non sint Evangelistae, aut dispensatores Sacramentorum*; *tamen vivere volunt de Evangelio, non de labore manuum...* » *Ibidem,* p. 60.

6. « Primum est, quoniam iam sunt 55 anni, quod aliqui laborant *ad mutandum Evangelium Christi in aliud Evangelium* [...] *Spiritus Sancti, sive Evangelium Aeternum*; *quo adveniente evacuabitur,* ut dicunt, *Evangelium Christi,* ut parati sumus ostendere in illo Evangelio maledicto. Hoc autem signum est manifestum, quod prope est tempus Antichristi, de quo dicitur in Psalmo 9. *Constitue Domine Legislatorem super eos* : Glos. *Antichristum legis pravae latorem.* Et in eodem, *Auferuntur iudicia tua a facie eius,* scilicet *Antichristi.* » *Ibidem,* p. 38.

7. « ... et cum diceret Episcopus dicto Magistro Guillielmo, quod non se intromitteret de ordinibus Fratrum Praedicatorum et Minorum, cum sint approbati per Curiam Romanam, respondit idem Magister, quod non crederet Domino Papae contra Apostolum... » *Casus et articuli super quibus accusatus fuit Magister Guillielmus de S. Amore a FF. Praedicatoribus cum responsionibus ad singula. Ibidem,* p. 92.

En liaison avec sa critique du comportement des Ordres mendiants, Guillaume de Saint-Amour s'est occupé de plus près du problème de l'aumône. Analysant les déclarations de la *Bible*, contradictoires sur ce point, il s'est prononcé personnellement pour la thèse qu'il ne convient pas de distribuer tout ce que l'on possède à son prochain, sans conserver pour soi-même des moyens matériels d'existence [1]. La nécessité de mendier, en effet, ne se justifie pas : les apôtres ne voulaient pas être un fardeau pour leur prochain, aussi travaillaient-ils physiquement [2]. Est donc sans fondement le point de vue de ceux qui, pratiquant la pauvreté volontaire, disent que mieux vaut mendier que vivre dans un couvent possédant quelques biens [3].

Guillaume de Saint-Amour flétrit de façon catégorique le fait de donner l'aumône à des êtres en bonne santé et capables de travailler de leurs mains [4]. Il démontre que le nombre des individus des deux sexes, jeunes et sains, s'adonnant à la mendicité sous le prétexte de consacrer tout leur temps à la prière est si considérable que cela prend les proportions d'un véritable fléau social [5].

Les prises de position de Guillaume de Saint-Amour se heurtèrent aux attaques passionnées des Frères prêcheurs. Ils firent agir toutes leurs relations, tant et si bien que, malgré une défense énergique, les thèses de Guillaume de Saint-Amour furent déclarées hétérodoxes par l'Église, que son traité *De periculis...* fut brûlé et

1. « Respondeo secundum Magistrum Guillielmum Altisiodorensem ; *Si dat omnia sic, ut non habeat spem aliunde habendi necessaria, peccat mortaliter* ; quia exponit se periculis multorum peccatorum ; scilicet, *adulationis, detractionis, furandi, periurandi, declinandi a iustitia*, ut ostensum est supra ; vel periculo *mortis corporalis*, quam evitare posset sine peccato, si necessaria vitae retineret. » Guillielmi de Sancto Amore, *De quantitate eleemosynae quaestio. Ibidem*, p. 76-77.

2. « Si ergo Apostolus, ne gravaret homines, se abstinebat a sumptu, qui ei debebatur, et operabatur corporaliter, et in hoc praecipit se imitandum, certum est quod illis, qui non sunt Apostoli, non licet petere cibos vel victum, si aliunde possint habere sine peccato ; nec licet eis sub spe mendicandi contra Apostolum sua dare, sed tantum sub spe vivendi de bonis Ecclesiae, vel sub spe vivendi de corporali labore. » *Ibidem*, p. 77.

3. « Sed dicet quis : *Melius est mendicare, quam esse in Monasterio habente possessiones* ; quia *melius est nihil habere in proprio, neque in communi, quam habere aliquid in communi*, quia minoris est illud perfectionis. Respondeo. Contrarium dicit Prosper, 12, q. 1. cap. » *Ibidem*, p. 78.

4. « Ergo illi, qui non sunt Apostoli, multo fortius debent laborare manibus, unde vivant ; Ergo qui non facit, iniuste agit ; Ergo non est ei dandum. » *Ibidem*, p. 84-85.

5. « Ad hoc iam responsum est ; et est sciendum, quod ea, quae superius de mendicitate dixi, dixi praecipue propter validos corpore, quorum est in regno Franciae multitudo infinita, et propter quosdam iuvenes, quos appellant *Bonos Valetos*, et propter quasdam mulieres iuvenes, quas appellant *Beguinas* per totum regnum iam diffusas ; qui omnes, cum sint validi ad operandum, parum certe, aut nihil volunt operari, sed vivere volunt de eleemosynis in otio corporali sub pretextu orandi, cum nullius sint Religionis per Sedem Apostolicam approbatae. Et extra praedictas, iam est quarta Secta Parisius, quae dicit *numquam operandum manibus, sed incessanter orandum* ; et si homines sic orarent, plures fructus terra sine cultura afferret, quam modo afferat cum cultura. » *Casus et articuli... Ibidem*, p. 91.

qu'il fut lui-même victime de la censure ecclésiastique [1]. Cependant, le principe de la pratique de pauvreté volontaire aux frais de la société est peu à peu discrédité. Aussi, à dater de cette époque, les réformateurs de la vie sociale remplacent-ils de plus en plus souvent l'aumône par le travail des intéressés eux-mêmes.

Pourtant cette dernière conception ne triompha pas immédiatement. On peut observer pendant longtemps encore un conflit entre partisans de l'aumône et partisans du travail. Et, en marge de cette querelle, le problème de la propriété réapparaît une fois de plus au grand jour. Il devient l'objet d'âpres disputes qui, jusqu'au milieu du XIVe siècle, secoueront non seulement les organisations conventuelles, mais également les nombreuses confréries laïques de caractère semi-monastique surgissant à cette époque.

Les partisans de l'idée de pauvreté volontaire parmi les laïcs apparaissent sur le continent européen sous les noms de Béguines et de Bégards. Ces appellations, et surtout la première, étaient trompeuses, même pour les hommes du Moyen Age. Aussi sont-elles parfois l'objet de malentendus, même parmi les historiens d'aujourd'hui.

La première d'entre elles sert tout d'abord à désigner des communautés féminines dont la constitution était la conséquence de la situation sociale particulière entraînée par la prédominance numérique des femmes à cette époque. En effet, la quantité croissante de femmes célibataires rendait nécessaire que la société prît soin d'elles. Les difficultés qui en découlaient étaient résolues, mais en partie seulement, par les Ordres féminins qui offraient un asile aux femmes seules. Pourtant, ces Ordres n'accueillaient essentiellement que les demoiselles de la noblesse ; les bourgeoises et les paysannes, tant en raison de leur état de fortune que de leur origine, avaient d'ordinaire des difficultés à entrer au couvent. C'est pourquoi prit naissance l'idée de fonder des béguinages (*curiae beghinarum*), institutions de caractère semi-monastique, semi-philanthropique, ayant pour objet de résoudre les problèmes de plus en plus brûlants que posait la situation de la femme [2].

Il est difficile aujourd'hui de déceler de façon indiscutable les débuts de cette institution. Il se peut qu'elle soit apparue dans diverses localités de façon indépendante. Traditionnellement, pourtant, on la rattache à la personne d'un prédicateur populaire de Liège, Lambert le Bègue, qui fonda aux environs de 1170 une congrégation pieuse de veuves et d'orphelines [3]. Ces femmes vivaient

1. August Potthast, *Regesta Pontificum Romanorum*, Berolini 1875, II., p. 1347, n°16424.
2. Mc Donnell, *op. cit.*, p. 81-100.
3. *Ibidem*, p. 71 et 431.

dans des maisons à part, ne prononçaient pas de vœux, et conservaient le droit de quitter la congrégation au cas où elles contracteraient mariage. Les membres de la congrégation menaient une vie puritaine, ne se livraient absolument pas à la mendicité, et subsistaient grâce au travail de leurs mains [1]. A en croire la version mentionnée ci-dessus, on les appelait des Béguines en raison du sobriquet de leur fondateur. Il n'empêche que ceux qui aiment à démontrer l'ancienneté de certaines congrégations pieuses, se sont efforcés de rattacher cette appellation à un prénom, Begga, celui de la mère de Pépin d'Héristal (VIIe siècle), à qui ils attribuaient la fondation de cette organisation [2]. Les Béguines étaient répandues essentiellement dans le nord, autrement dit dans les Flandres et en Hollande. Avec le temps, elles apparurent également en France comme en Allemagne, et s'infiltrèrent dans les pays slaves.

A la semblance des Béguines, s'organisèrent également, des confréries masculines qui, en Flandre et en Allemagne, portaient le nom de Bégards (*boni pueri, boni homines, boni valeti, fratres obedientiae*) [3], et dans le midi de la France, étaient appelés de la même façon que les congrégations féminines, à savoir Béguins (*apostolici*) [4].

Ces confréries étaient en relations fraternelles avec les organisations féminines, bien que leur régime fût différent et nullement homogène. En effet, l'appellation de Bégards, dont l'existence est pour la première fois attestée par les sources en 1252 [5], embrassait en principe divers mouvements religieux populaires. Privés du patronage et de la direction du clergé, ils subissaient souvent l'influence des hérésies répandues dans leur région. C'étaient surtout les conceptions des Frères du Libre Esprit, secte panthéiste se réclamant d'Amauri de Bène [6] qui étaient les plus répandues parmi eux.

Les Bégards comptaient deux fractions principales. L'une était constituée par des pénitents errants, vivant d'aumônes [7]. C'est à elle que l'on attribue généralement l'origine de l'appellation bégard

1. *Ibidem*, p. 77 et 149.
2. *Ibidem*, p. 431.
3. *Ibidem*, p. 437.
4. *Ibidem*, p. 246.
5. *Ibidem*, p. 253 ; Cohn, *Les Fanatiques de l'Apocalypse*, p. 159.
6. Mario Dal Pra, *Amalrico di Bène*, Milano, 1951.
7. « Statuimus, quod secta et habitus, nec non conventicula Beghardorum, clamantium per plateas et vicos civitatum, oppidorum et villarum, hoc vulgare : *Broth dorch Gott*, i. e. panem per Deum ; vel : panem a Deo ; vel : panem propter Deum, et quae aliae singularitates a Sancta Dei ecclesia non receptae, sint penitus reprobatae. » *Concilii Provincialis Moguntini A. C. MCCLIX habiti Canon* (J. L. Mosheim, *De Beghardis et Beguinabus commentarius...*, p. 616).

que l'on fait dériver des mots *beg* ou *beggen* signifiant, dans les dialectes germaniques, la sollicitation, la mendicité. Si cette démonstration étymologique se révélait juste, elle prouverait l'ancienneté de cet aspect du mouvement des Bégards. On sait qu'ils jouissaient d'une grande popularité parmi les paysans pauvres et les petits artisans [1].

A côté de cette fraction inorganisée, en existait une autre, disciplinée, dont les membres créaient leurs propres communautés. Ils faisaient le serment d'observer la chasteté et de se soumettre aux règles de la communauté aussi longtemps qu'ils lui appartiendraient. Les Bégards de ce groupe vivaient du travail manuel, et le surplus des revenus obtenus de la sorte était distribué entre les pauvres [2].

A l'époque où les persécutions de l'Inquisition redoublèrent, une partie des Bégards décida de se soumettre au Tiers Ordre de saint François [3].

En revanche, l'histoire de l'apparition et du développement des Béguins du midi de la France et de l'Italie se présente différemment. Ils étaient incontestablement issus du Tiers Ordre de saint François et, à l'époque des querelles entre les Frères mineurs sur la façon d'appliquer le précepte de pauvreté, ils se prononcèrent sans hésitation pour les Spirituels. D'où la popularité dont jouissaient dans ce milieu Pierre Jean Olivi [4] et ses écrits, renouant avec la conception de l'histoire de Joachim de Fiore. C'est donc par là que peuvent s'expliquer certaines ressemblances que l'on observe entre l'idéologie des Béguins et celle des Frères Apôtres.

Nous devons à Bernard Gui, auteur du *Manuel de l'inquisiteur*, un rapport précis sur l'idéologie des Béguins, écrit aux environs de

1. Mc Donnell, *op. cit.*, p. 248.
2. *Ibidem*, p. 262.
3. *Ibidem*, p. 257.
4. « Anno Dominici M.CCC.XXV Sabbato primo Quadragesimae, quod fuit VI idus Februarii, dominus Johannes papa XXII reprobavit et sententialiter condempnavit in publico consistorio, assistentibus cardinalibus et praelatis et magistris in theologia et doctoribus utriusque juris, quamdam pestiferam postillam quam frater Petrus Johannis Olivi, ordinis fratrum Minorum, de Serinhano dioecesis Biterrensis, fecerat super librum Apocalypsis beati Johannis tanquam continentem pestiferum et haereticum dogma contra unitatem Ecclesiae catholicae et potestatem summi pontificis Romani et apostolicae Sedis. Continebat etiam pliures articulos erroneos et haereticos. Ex qua postilla sumebat originem et fomentum secta quaedam pestifera illorum qui Beguini sunt vulgariter appellati, qui se fratres pauperes de tertio ordine sancti Francisci communiter nominabant; ex quibus quamplures fuerunt per judicium praelatorum et inquisitorum haereticae pravitatis tamquam haeretici condempnati, et relicti judicio curiae saecularis, et combusti in provincia Narbonensi et ultra Rodanum, et in aliquibus partibus Tholosanis. » *E floribus chronicorum seu catalogo Romanorum Pontificum, necnon e chronico Regum Francorum, auctore Bernardo Guidonis. Recueil des historiens des Gaules et de la France*, XXI, p. 734.

l'an 1322,. Cet inquisiteur, conformément à ce que nous avons établi plus haut, fait dériver ce groupe hérétique du Tiers Ordre de saint François et considère Pierre Olivi comme le créateur de sa doctrine [1]. Il constate que, dans les cités où ils s'établissent, les Béguins occupent des bâtiments communautaires appelés par eux des maisons de pauvreté [2]. L'inquisiteur souligne que, tandis que certains Béguins mendient ouvertement, afin d'appliquer, par ce moyen, la pauvreté évangélique, il en est d'autres qui, tout en respectant les mêmes préceptes, subviennent à leur entretien par le travail de leurs mains [3].

Les erreurs professées par les Béguins consistaient, selon l'inquisiteur, en ce qu'ils croyaient que le Christ, dans son incarnation humaine, ainsi que ses apôtres, ne possédaient de propriété ni individuelle, ni collective. Une telle attitude, les Béguins en étaient convaincus, était la manifestation de la parfaite pauvreté évangélique [4]. Ils démontraient ensuite que la règle de saint François était justement un exemple de la vie que le Christ avait menée sur la terre. Saint François, léguant cet exemple à ses disciples pour qu'ils l'imitassent, avait flétri toute forme de propriété, à l'exception de ce qu'il appelait l'*usus pauper*, indispensable pour survivre [5]. Les Béguins refusaient même au pape et au concile œcuménique le droit d'introduire la moindre modification dans la règle franciscaine qui avait été ratifiée en son temps par le Saint-

1. « Inventum est autem per inquisitionem legitimam ac per depositiones et confessiones plurium ex ipsis, receptas in judicio, necnon per assertiones multorum ex ipsis, in quibus et pro quibus elegerunt mori potius et comburi quam ab eis requisiti canonice resilire, quod errores suos et opiniones hujusmodi pestiferas ipsi habuerunt et collegerunt partim quidem ex libris seu opusculis fratris Petri Johannis Olivi, qui fuit oriundus de Serinhano prope Bitterim, videlicet ex postilla ejusdem super Apocalipsim quam habent tam in latino quam etiam transpositam in vulgari ; item ex aliquibus tractatibus quos ipsum fecisse Bequini dicunt et credunt, unum videlicet de paupertate et alium de mendicitate... » Bernard Gui, *op. cit.*, I, p. 110.

2. « Bequini itaque predicti habitantes in villis et castris habent mansiunculas in quibus aliqui simul cohabitant et eas appellant domos paupertatis tali suo vocabulo usitato. » *Ibidem*, I, p. 114.

3. « Notandum quoque est quod inter eos sunt aliqui qui publice mendicant hostiatim, quia, ut dicunt, noverunt evangelicam paupertatem. Sunt et alii qui non mendicant publice, set aliqua suis manibus operantur et lucrantur et pauperem vitam ducunt. » *Ibidem*, I, p. 116.

4. « In primis itaque dicunt et asserunt illi qui a vulgo Bequini nominantur (ipsi autem se dicunt fratres Pauperes de penitentia de tertio ordine sancti Francisci) se credere et tenere quod Dominus Jhesus Christus, in quantum fuit homo, et ejus apostoli nichil habuerunt in proprio nec etiam in communi, quia fuerunt perfecti pauperes in hoc mundo. Item, hanc dicunt esse perfectam evangelicam paupertatem, videlicet nichil habere in proprio nec in communi. » *Ibidem*, I, p. 118.

5. « Item, quod sanctus Franciscus tradidit fratribus sui ordinis in regula sua supra dictam evangelicam paupertatem, ita quod professores dicte regule nichil possunt habere nec in proprio nec in communi preter usum pauperem necessarium ad vitam, qui semper sapiat indigentiam paupertatis nichilque habeat superfluum. » *Ibidem*, I, p. 120.

Siège, et encore moins de l'abroger[1]. Ils considéraient donc que le pape Jean XXII violait non seulement la pauvreté évangélique, mais encore l'évangile du Christ, et le traitaient en conséquence d'hérétique, ainsi que les prélats qui le soutenaient[2]. En revanche, ils approuvaient, dans sa totalité, l'enseignement du théoricien des Spirituels, Pierre Jean Olivi, enseignement qu'ils tenaient pour orthodoxe. En particulier, ils considéraient que l'Église romaine, devenue la Babylone et la « grande courtisane », devait être détruite et rejetée, comme jadis, au début de la chrétienté, l'avait été la Synagogue[3]. Mais à côté de l'Église matérielle, c'est-à-dire romaine, existe l'Église spirituelle constituée par les fidèles respectant le mode de vie du Christ et des apôtres[4].

Tout comme Dulcin, les Béguins espéraient que Frédéric II, roi de Sicile, renverserait et détruirait l'Église romaine[5]. De même que le chef des Frères Apôtres, ils annonçaient la destruction de tous les Ordres à l'exception des franciscains, parmi lesquels seuls subsisteraient le Tiers Ordre et les rigoristes les plus décidés parmi les Spirituels[6]. Les Béguins tenaient le pape Jean XXII pour le pre-

1. « Item, dicunt quod papa nec etiam generale concilium non potest cassare aut statuere contrarium alicujus illorum que per predecessorem suum papam vel precedens concilium generale fuerunt confirmata, statuta vel etiam ordinata, et ex hoc communiter tenent et dicunt quod predicte due regule sancti Francisci, et aliqui eorum addunt quod etiam quecumque alie per Romanos pontifices confirmate, non possunt cassari per aliquem papam successorem nec etiam per concilium generale. » *Ibidem*, I, p. 122.

2. « Item, dicunt quod dominus papa Johannes XXII faciendo quamdam constitutionem que incipit : « Quorumdam », in qua dicitur concedere aut dispensare cum fratribus Minoribus quod possint congregare bladum et vinum in granariis vel cellariis pro tempore futuro ad arbitrium prelatorum ordinis ipsorum, fecit contra evangelicam paupertatem et per consequens, ut aiunt, contra evangelium Christi. Et ideo dicunt quod factus est hereticus et quod ex hoc perdidit potestatem papalem ligandi et solvendi et alia faciendi, si in hoc perseverat, et quod prelati per eum facti ex quo dictam constitutionem fecit non habent aliquam ecclesiasticam jurisdictionem seu potestatem. » *Ibidem*, I, p. 124.

3. « ... et quod doctrina fratris Petri Johannis Olivi tota erat vera et catholica et quod ecclesia carnalis, videlicet Romana ecclesia, erat Babillon meretrix magna destruenda et deicienda, sicut olim destructa fuit synagoga Judeorum, incipiente ecclesia primitiva. » *Ibidem*, I, p. 130.

4. « Item, duas ecclesias quasi distingunt, videlicet ecclesiam carnalem quam dicunt esse ecclesiam Romanam quantum ad multitudinem reproborum et ecclesiam spiritualem quantum ad viros quos vocant spirituales et evangelicos, qui vitam Christi et apostolorum servant. » *Ibidem*, I, p. 144.

5. « Item, dogmatizant quod ecclesia carnalis, videlicet Romana ecclesia, ante predicationem Anti-Christi est destruenda per bella que contra ipsam faciet Fredericus, rex Sicilie, qui nunc regnat, cum complicibus suis, qui vocantur decem reges, qui intelliguntur per decem cornua bestie de quibus scribitur in Apocalipsi. » *Ibidem*, I, p. 144.

6. « Item, dogmatizant quod omnes religiones seu ordines destruantur in persecutione Anti-Christi, excepto ordine sancti Francisci, quem distingunt in tres partes, quaram unam dicunt esse communitatem ordinis et secundam dicunt esse illos qui appellati sunt Fratisselli in Ytalia et tertiam dicunt esse tam in fratribus quos vocant spirituales servantibus spiritualem puritatem regule sancti Francisci quam in fratribus de tertio ordine eisdem adherentibus ; et prime due partes, ut aiunt, destruentur et tertia remanebit usque ad finem mundi duratura, quia, ut aiunt, beato Francisco sic fuit a Deo promissa. » *Ibidem*, I, p. 146.

mier Antéchrist, qui avait provoqué la persécution des justes [1], et s'attendaient à la venue d'un second Antéchrist, pire encore. Il devait se manifester selon les uns en 1325, selon les autres en 1330, ou même seulement en 1335 [2]. Les Béguins proclamaient qu'au moment où disparaîtrait l'Église romaine, on en viendrait à de grandes guerres et à l'extermination tant des chrétiens orthodoxes que des adeptes de cette Église [3]. Ensuite, selon les Béguins, les Sarrasins d'Espagne envahiraient les pays de la chrétienté et après avoir abusé des femmes chrétiennes, en emmèneraient beaucoup en captivité [4]. Devant de si épouvantables catastrophes, la majorité des chrétiens répudieraient leur foi, arguant que si le Christ était véritablement Dieu, il ne permettrait pas que le mal sévît de la sorte. A la suite de ces apostasies, l'Église se réduirait jusqu'à ne plus compter que douze fidèles, c'est-à-dire autant qu'il y avait eu d'apôtres [5]. Ceux-là, pourtant, après la mort de l'Antéchrist, parviendraient à convertir l'humanité entière à la foi du Christ, grâce à quoi le monde deviendrait bon et heureux. Tout alors serait mis en commun, et il ne se trouverait personne pour offenser son prochain ou l'inciter au péché, car l'amour régnerait parmi les hommes, il n'y aurait qu'un berger et un troupeau. Mais cet état ne se maintiendrait pas plus de cent ans. Ensuite, comme il n'y aurait pas assez d'amour, le mal commencerait peu à peu à renaître. Aussi, à la fin, en raison de la suprématie incontestable

1. « Item, dogmatizant esse duplicem Anti-Christum, videlicet unum spiritalem seu misticum et alium realem majorem Anti-Christum ; et primum dicunt esse preparatorem vie secundi ; et dicunt esse primum Anti-Christum illum papam sub quo fiet et sub quo jam fit, ut aiunt, persecutio et condempnatio eorumdem. » *Ibidem*, I, p. 148.

2. « Item, determinant tempus infra quod major venerit Anti-Christus et incipiet predicare et finiet cursum suum ; quem Anti-Christum jam dicunt esse natum, et finierit secundum quosdam ex eis cursum suum infra annum quo computabitur incarnatio Domini, anno M°CCC°XXV° ; alii vero dicunt infra annum quo computabitur M°CCC°XXX° ; alii vero dicunt quod erit ad tardius infra annum quo computabitur M°CCC°XXXV°. » *Ibidem*, I, p. 148.

3. « Item, fabulantes dogmatizant quod, quando carnalis ecclesia destruetur, tunc erunt magna bella et fiet magna strages populorum christianorum et destruetur tanta multitudo virorum in bello qui carnalem ecclesiam defendebant. » *Ibidem*, I, 148 et 150.

4. « Item, dicunt quod, post ecclesie carnalis destructionem, venient Sarraceni et occupabunt terram christianorum et intrabunt partes istas regni Francie, videlicet per Narbonam, et abutentur mulieribus christianis et multas captivas ducent ut abutantur eis. » *Ibidem*, I, p. 150.

5. « Item, dicunt quod tempore persecutionis tam Anti-Christi quam predictorum bellorum ita affligentur christiani carnales quod desperati dicent quod, si Christus esset Deus, non permitteret quod christiani tanta et talia paterentur mala ; et sic desperati apostatabunt a fide et morientur ; set Deus abscondet predictos viros spirituales electos, ne per Anti-Christum et ministros suos valeant inveniri. Et tunc Ecclesia reducetur ad numerum personarum in quo numero fuit fundata Ecclesia primitiva, ita quod vix remanebunt duodecim, in quibus Ecclesia fundabitur et quibus infundetur Spiritus Sanctus in equali vel majori habundantia quam fuerit infusus super apostolos in ecclesia primitiva, sicut superius est pretactum. » *Ibidem*, I, p. 150.

du Mal, le Christ devrait venir sur la terre pour procéder au Jugement Dernier [1].

La pratique de la pauvreté volontaire sous différentes formes et surtout cette idéologie, imprégnée de prédictions apocalyptiques annonçant de graves secousses religieuses et des catastrophes sociales universelles, provoquèrent une vive réaction de la part des autorités ecclésiastiques. Au début, celles-ci ne distinguaient pas suffisamment les diverses nuances du mouvement que nous venons d'étudier, et se guidaient exclusivement sur les dénominations. C'est pourquoi les calmes béguinages flamands eux-mêmes se virent touchés par la répression.

Les Béguins furent les premiers persécutés ; il est vrai que dans sa bulle, Boniface VIII les appelait les *bizochi* [2], tout en constatant qu'on leur connaissait également d'autres noms. Dans une bulle de 1317, Jean XXII expliquait que les Béguins sont parfois appelés *fraticelli* ou *fratres de paupere vita* [3]. La condamnation officielle tant des Bégards que des Béguines est l'œuvre de Clément V qui les accuse en 1311 de professer les erreurs des Frères du Libre Esprit [4]. Mais comme la bulle ne faisait aucune différence entre les différentes fractions des Béguines, toutes furent persécutées, aussi bien celles qui étaient liées au mouvement des Bégards que celles qui menaient dans leurs maisons une existence pieuse en parfait accord avec l'Église [5]. Les exécuteurs zélés des instructions

1. « Item, dicunt quod post mortem Anti-Christi dicti viri spirituales convertent totum mundum ad fidem Christi et totus mundus erit bonus et benignus, ita quod nulla malitia vel peccatum erit in hominibus illius status, nisi forte peccata venialia in aliquibus ; et omnia erunt communia quoad usum et non erit aliquis qui offendat alium vel sollicitet ad peccatum, quia maximus amor erit inter eos et erit tunc unum ovile et unus pastor ; et talis hominum status et conditio durabit secundum aliquos ex ipsis per centum annos ; deinde, deficiente amore, paulatim subingredietur malitia, et in tantum excrescet paulative quod Christus propter excessum malitie quasi cogetur venire ad generale judicium omnium. » *Ibidem*, I, p. 150 et 152.

2. « Ad nostram nuper audientiam est deductum, quod nonnulli diversarum religionum apostatae, nec non et alii nullam de approbatis religionibus professi, qui *Bizochi*, seu alio nomine se appelant... » *Bulla Bonifacii VIII A.D. MCCXCVII* (Mosheim, *De Beghardis et Beguinabus...*, p. 617).

3. « ... nonnulli tamen prophane multitudinis viri, qui vulgariter *Fratricelli* seu *Fratres de paupere vita*, aut *bizoti*, sive *beghini*, vel aliis nominibus nuncupantur... » *Bulla Joannis XXII A.D. MCCCXVII vel MCCCXVIII* (Mosheim, *op. cit.*, p. 623).

4. « Nos, Sacro approbante Concilio, sectam ipsam cum praemissis erroribus damnamus, et reprobamus omnino : inhibentes districtius, ne quis ipsos de cetero teneat, approbet, vel defendat. » *Bulla Clementis V A.D. MCCCXI* (Mosheim, *op. cit.*, p. 620).

5. « Innuebant insuper eaedem litterae, praeter praescriptam prophanam sectam, esse mulieres alias laudabilis status in partibus praelibatis in excessiva copia quasi ducentorum milium numerum excedentes, a primis omnino diversas, quae nomen Domini non recipientes in vanum, nec aliud agentes, et aliud simulantes, honestum et humilem habitum deferentes, integritatis sponso perpetuam continentiam devoventes, honestis praelatorum suorum exhortationibus obediunt, nec aliquam de supradictis demenciis sibi vendicant aut praesumunt : verum, sicut in praefatis litteris tuis infe-

du pape les contraignirent toutes à renoncer à leur vie en commun et à reprendre des habitudes séculières. Un tel comportement ne pouvait pas ne pas entraîner un appel à la curie romaine ; quelques années plus tard, en 1318 exactement, Jean XXII reconnut qu'une erreur avait été commise lorsque toutes les Béguines avaient été traitées de la même façon [1]. En effet, certaines d'entre elles ne professaient en rien l'hérésie considérée et se distinguaient, tout au contraire, par leur piété et leur obéissance envers les ordres de l'Église. Il ne fallait donc en aucun cas persécuter ces Béguines-là [2]. Pour mieux distinguer les deux fractions, le pape déclarait dans sa bulle suivante que les Béguines qu'il condamnait se manifestaient parfois sous le nom de *poenitentes* (pénitentes) ou *sorores libri spiritus et voluntariae paupertatis* (sœurs du libre esprit et de la pauvreté volontaire). Tout comme les Bégards, elles étaient errantes, faute de posséder une résidence fixe, et disputaient de la Sainte-Trinité, des articles de la foi, des sacrements et de la discipline ecclésiastique [3]. Il ressort d'une autre bulle (1326) de ce même pape, que le nom de Béguines était utilisé également, en dehors des deux fractions dont il vient d'être question, par les *sorores de poenitentia beati Dominici* en Italie, autrement dit par des dominicaines du Tiers Ordre. En raison de leur nom, elles avaient suscité la méfiance des inquisiteurs zélés [4], qui avaient commencé à les traiter en dangereuses hérétiques.

ruisti, sunt nonnulli praelati et rectores ecclesiarum diversarum dioecesium, qui non discernentes inter bonam vitam et reprobam, ac frumenta non excutientes a paleis, occasione Constitutionis novae in Clementinis sub tytulo de Religiosis domibus positae, quae incipit, « Cum de quibusdam mulieribus », tam mulieres primas, quam secundas, quae laudabiliter vivunt, eadem sententia ferientes, illas et illas indifferenter reprobant, et indiscreta animadversione condempnant, cogentes bonas, sicut et malas, humilitatis deponere habitum, et secularem assumere in suarum periculum animarum. » *Bulla Joannis XXII A.D. MCCCXVIII* (Mosheim, *op. cit.*, p. 630-631).

1. « ... nos beginas huiusmodi non culpabiles, ut praemittitur, nec suspectas sub prohibitione et abolitione praemissis, quia de ipsis praedecessor noster praefatus nullatenus sensisse dinoscitur, de fratrum nostrorum consilio declaramus et volumus non includi, locorum ordinariis nihilominus iniungentes, ut eas sub praetextu huiusmodi nullatenus molestari permittant. » *Decretum Joannis XXII A.D. MCCCXVIII* (Mosheim, *op. cit.*, p. 628).

2. Mc Donnell, *op. cit.*, p. 132.

3. « Lectae coram nobis et fratribus nostris tuae fraternitatis litterae continebant, esse in dioecesi tua et in pluribus Alamanie partibus, in copiosa multitudine mulieres, *beginas* communiter nominatas ; quarum aliquae, illius calliditate delusae, qui, ut fallat, inuigilat, singularitates ab aliis sub mentitae sanctitatis specie, de locis ad loca currunt, inhibitam prosilientes audaciam, de Summa Trinitate, de articulis fidei, de Sacramentis et obedientia ecclesiae, in ruinam suam, et in scandalum fidelium temere disputare praesumunt, nominantes se *poenitentes*, vel *Sorores liberi spiritus et voluntariae paupertatis* ; huius etiam vitae nonnullos professores viros invenisse in tua dioecesi, praelibatae litterae denotabant, se *Beghardos* vulgariter nominantes, qui praemissas mulieres in praemissas dementia nutriunt et defendunt. » *Epistola Joannis XXII ad Joannem episcopum Argentinensem, A.D. MCCCXVIII* (Mosheim, *op. cit.*, p. 630).

4. « Cum autem nuper ad nostri apostolatus auditum relatio, fidedigna deduxerit, esse plures mulieres, *Beguinas* vulgariter nuncupatas, seu de poenitentia Beati Domi-

Les bulles que nous venons de citer permettent de nous faire une idée de l'attitude de la curie pontificale à l'égard des adeptes laïcs de la pauvreté volontaire. Il faut noter que la répression s'intensifia sous le pontificat de Jean XXII (1316-1334). Elle toucha également les Spirituels. Aussi Louis de Bavière, qui était en conflit avec le pape, se rangea-t-il finalement à leur côté.

L'activité des Spirituels influait sur l'atmosphère de l'Ordre franciscain et contribuait sans conteste à la reprise de la discussion sur la façon de mettre en pratique le précepte de pauvreté. Cela entraîna une aggravation des heurts entre les groupes antagonistes de Frères mineurs. Les deux partis, tant les Spirituels que les tenants du général Michel de Césène récemment élu : les Conventuels (c'était ainsi que se faisaient appeler ceux qui à cette époque se prononçaient pour un assouplissement de la règle) en appelèrent au pape, le priant de trancher cette vieille querelle. Jean XXII, après avoir obtenu de la commission cardinalice *ad hoc* une opinion exposée dans la bulle du 13 avril 1317 [1], se prononça pour l'atténuation du principe de pauvreté appliqué par les Frères mineurs. En même temps, il appelait les Spirituels à se soumettre totalement aux autorités légales de la congrégation.

La décision du pape ne mit pourtant pas un terme aux querelles. La majorité des Spirituels entrèrent en lutte ouverte contre Jean XXII, s'attirant ainsi les rigueurs de l'Inquisition. Qui plus est, cette interprétation de la pauvreté évangélique provoqua des remous entre conventuels. En effet, à l'occasion de la comparution d'un Béguin devant le tribunal de l'Inquisition à Narbonne, une divergence fondamentale d'interprétation se manifesta entre le juge dominicain et l'expert franciscain. Alors que l'inquisiteur exigeait que fût tenue pour hérétique l'opinion qui refusait d'admettre que le Christ et les apôtres eussent possédé des biens, l'expert défendait l'orthodoxie de cette thèse. L'affaire fut en définitive

nici in Lombardiae et Tusciae partibus, quae per virtutum odoramenta currentes honeste vivunt, et devote frequentant ecclesias, Praelatis suis reverenter obediunt, et se in praemissis disputationibus et erroribus non involuunt, nec suas vel aliorum animas per opiniones erroneas ab Evangelica veritate degeneres dampnabili praesumptione decipiunt, sed in sancta et solida simplicitate viventes, aliquae proprias, aliquae parentum suorum, aliquae conductas, vel sibi communes, et cum honesta familia domos inhabitant, aliquae vero rerum cogente defectu simul in eisdem domibus et diversis Beguinagiis ad maioris castitatis observantiam immorantur, sicque hactenus vixerunt laudabiliter, et nunc vivunt, quod nulla umquam super hiis fuit vel est suspicio, aut infamia contra ipsas, fuit nobis pro parte ipsarum humiliter supplicatum, ut, cum indignum sit, innocentes cum nocentibus ad paria iudicari, sintque propterea occasione huiusmodi in diversis locis illarum partium scandala gravia, dissensiones et odia, guerrarum pericula suscitata, providere super hiis per Apostolicae sedis providentiam dignaremur. » *Bulla Joannis XXII A.D. MCCCXXVI* (Mosheim, *op. cit.*, p. 639-640).

1. Hefele, Leclercq, *op. cit.*, VI, p. 749.

portée devant le forum pontifical où Jean XXII convoqua, pour la tirer au clair, le savant franciscain Ubertino de Casale [1]. Or celui-ci, dans sa réponse, faisait état de la double attitude du Christ et des apôtres envers la propriété. Il démontrait qu'en leur qualité de dirigeants de l'Église, ils devaient disposer de quelques biens pour subvenir à leurs besoins, mais qu'en revanche, en tant que personnes privées, en dehors de la possession des objets indispensables à leur existence physique, ils ne reconnaissaient aucune propriété [2]. Le Chapitre général de l'Ordre des Frères mineurs, délibérant à Pérouse le jour de la Pentecôte de l'an 1322, reconnut cette déclaration pour orthodoxe et la porta à la connaissance du public sous la forme d'une résolution.

Le pape, blessé à vif par le comportement des franciscains, cassa la résolution de leur chapitre général et, afin de démontrer toute l'hypocrisie de la congrégation, analysa par le menu, dans sa bulle du 8 décembre 1322, le comportement des Frères mineurs en matière de propriété. Soulignant la fiction qui consistait à faire une distinction entre propriété et utilisation d'objets périssables, soumis à l'échange, il renonça, pour ce qui était de ces derniers, au droit de propriété appartenant théoriquement à la papauté. En transférant ce droit à l'Ordre, il sapait le principe de pauvreté que même les Conventuels professaient sous cette forme. Comme si cela ne suffisait pas, dans sa bulle du 12 novembre 1323, il déclarait hérétiques les assurances chères aux franciscains selon lesquelles ni le Christ, ni les apôtres n'auraient reconnu la propriété, qu'elle fût individuelle ou collective [3]. Cette décision provoqua de vifs remous parmi les Frères mineurs, et lorsque Jean XXII condamna publiquement la résolution du Chapitre général de 1322, la déclarant hérétique, la situation s'envenima au point qu'une vive que-

1. Ernst Knoth, *Ubertino von Casale*, Marburg, 1903, p. 141.
2. *Bullarium Franciscanum*, Romae, 1898, V ; cf. Hefele, Leclercq, *op. cit.*, VI, p. 751.
3. « Item, eodem anno [1323], pridie idus Novembris, concertationi quorumdam asserentium quod Christus et ejus apostoli nichil habuerunt in speciali vel etiam in communi, finem imponens, ad perpetuam rei memoriam perpetuo declaravit edicto quod in posterum pertinaciter affirmare Christum et ejus apostolos nichil habuisse in speciali nec etiam in communi, haereticum sit censendum, assertionemque hujusmodi pertinacem deinceps esse erroneam et haereticam deffinivit, cum Scripturae sanctae contradicat, quae in pluribus locis ipsos habuisse nonnulla testatur. Item pertinaciter affirmare quod Christo et ejus apostolis, in hiis quae ipsos habuisse Scriptura sacra testatur, nequaquam jus ipsis utendi competierit, nec illa vendendi seu donandi jus habuerint aut ex ipsis alia acquirendi, deinceps fore erroneum et haereticum declaravit ; cum Scriptura sacra testetur ipsos praemissa fecisse seu facere potuisse supponat expresse, cum talis assertio usum ipsorum evidenter includat in praemissis fuisse non justum, quod utique de Salvatore nostro sentire nefas est et Scripturae sacrae contrarium et doctrinae catholicae inimicum. Praedictamque declarationem et diffinitionem sub bulla ad omnia generalia studia destinavit. » *E floribus... Bernardi Guidonis. Recueil des historiens des Gaules et de la France* XXI, p. 733-734.

relle éclata entre le pape et le général de la congrégation ; celui-ci fit appel des décisions du pape et quitta Avignon en signe de protestation.

C'était l'époque où, dans le contexte d'une rivalité de plus en plus aiguë en Italie, un conflit éclatait entre Jean XXII et Louis de Bavière. Aussi, tous ceux qui ne pouvaient ou ne voulaient pas accepter la politique de la curie se retrouvèrent-ils dans le camp du roi des Romains que le pape avait excommunié [1]. C'est ainsi qu'à côté des *fraticelli* et des Spirituels, le général Michel de Césène bénéficia lui aussi de la protection de Louis de Bavière. Pour cette raison, il fut démis de son poste par le pape, le 6 juin 1328, chassé de l'Ordre et excommunié [2]. La situation chez les franciscains n'en fut pas améliorée, d'autant plus que Louis de Bavière, à son tour, accusa le pape d'hérésie, en raison de l'attitude qu'il avait adoptée sur la question de la pauvreté, et le considéra par là même comme dépossédé de sa tiare.

A la place de Jean XXII déposé de la sorte, Louis fit hâtivement proclamer pape le franciscain Pierre Rainalluci. L'antipape prit le nom de Nicolas V (1328). Le schisme pontifical dura deux ans à peine et s'acheva par l'abdication et l'acte de contrition de l'antipape [3]. En revanche, les dissensions parmi les franciscains durèrent bien plus longtemps. Dans la lutte qu'il menait contre eux, Jean XXII n'hésita pas à traduire les plus réticents devant le tribunal de l'Inquisition, et il contraignit par la force les maisons franciscaines de France à se soumettre à sa volonté. Une partie des persécutés chercha à se mettre sous la protection de l'empereur, en Allemagne même. Mais en raison de la supériorité conquise par la papauté dans le conflit, les plus hostiles eux-mêmes tentèrent, dans le courant des années quarante, de se réconcilier avec la curie.

L'élection de Charles IV comme roi d'Allemagne aggrava la situation des partisans de la pauvreté dans le Saint Empire, où s'étendit alors la persécution dont eurent à souffrir des Béguines et des Bégards [4], qui, jusque-là, avaient pu se féliciter d'une complète tolérance.

Les disputes entre les franciscains se rallumèrent une fois de plus lorsque, à la suite de l'épidémie de peste des années 1348-1350, les couvents des Frères mineurs se trouvèrent dépeuplés. Pour attirer des candidats appelés à combler les vides qui s'étaient produits, les prescriptions de la règle en vigueur furent une fois de plus

1. Hefele, Leclercq, *op. cit.*, VI, p. 773.
2. *Bullarium Franciscanum*, V, p. 349, n° 714.
3. Hefele, Leclercq, *op. cit.*, VI, p. 776.
4. Mc Donnell, *op. cit.*, p. 250.

atténuées. Cet adoucissement entraîna des protestations de la part de certains frères auxquels on permit, pour éviter une lutte pénible, de se constituer en groupe à part, celui des Observants (*fratres de observantia*), qui devaient respecter fidèlement la règle de saint François. La majorité des membres de l'Ordre, par ailleurs, après avoir adopté la règle assouplie, conserva pour elle-même l'appellation officielle de Conventuels (*fratres conventuales*). Cette division fut légalisée par Grégoire XI en 1373, bien que le général commun à l'ensemble de l'Ordre eût maintenu pendant assez longtemps encore une liaison entre les deux fractions.

C'est ainsi qu'évolua, dans le feu de controverses idéologiques acharnées, la conception de la pauvreté volontaire. Ses adeptes les plus radicaux avaient commencé à l'associer à l'obligation du travail manuel. Une telle attitude imposait au mouvement de renouveau moral la nécessité de s'attaquer également à la réforme sociale. C'est dans cet esprit, du reste, que se manifesteront par la suite ceux qui continueront à professer cette idéologie, à savoir les lollards anglais, les hussites et enfin les anabaptistes.

Conclusions générales

Maintenant que nous avons pris connaissance des difficultés contre lesquelles les adeptes de la pauvreté volontaire eurent à lutter du XIe au XIVe siècle inclus, nous pouvons répondre à la question de savoir pourquoi l'Église les traitait si différemment, condamnant les uns comme hérétiques, en canonisant d'autres, après les avoir entourés d'un nimbe de sainteté.

La relativité même du concept d'hérésie a incontestablement joué ici un grand rôle. En effet, une idéologie était tenue pour hétérodoxe non pas tant en fonction de sa substance, que de l'époque et des circonstances où elle était prônée. Dans certaines conditions, elle attirait la foudre sur la tête de ses partisans; dans d'autres, elle ne provoquait pas la moindre réaction. Cette thèse est entièrement confirmée par l'histoire du mouvement des pauvres.

Car l'Église n'a jamais condamné le précepte évangélique de la pauvreté volontaire. Tout au contraire, elle a toujours été bienveillante envers ceux qui en faisaient profession, mais seulement lorsqu'ils l'appliquaient à titre individuel, sans en faire l'objet d'une propagande parmi les masses. La canonisation d'un nombre considérable d'ermites en est la meilleure preuve.

Ce problème changeait toutefois d'aspect dès l'instant où ces mêmes principes commençaient à être propagés largement parmi les fidèles. Le précepte de la pauvreté volontaire cessait d'être alors l'affaire personnelle de tel ou tel individu, pour devenir un problème social qui pouvait avoir des implications politiques.

Il faut examiner les aspects variés que revêtait la pauvreté volontaire dans le contexte de l'importance recouvrée, au XIe siècle, par le pouvoir central de l'Église romaine. Cette centralisation influa en effet considérablement sur la détermination de critères homogènes d'orthodoxie ; elle aida à l'élaboration par la papauté d'une ligne cohérente de conduite dans les questions sociales et politiques. En effet, aussi longtemps que l'Église d'Occident, en raison de la faiblesse de la papauté, fut un conglomérat de métropoles plus ou moins autonomes, il était difficile de parler d'un concept univoque d'orthodoxie. Chaque métropole vivait plus ou moins sur ses traditions locales qui déterminaient des interprétations différentes d'une seule et même doctrine. En outre le clergé local, menant une vie de caractère profane, n'avait en général aucune propension à soutenir les efforts des réformateurs qui visaient à une unification dans ce domaine. Lorsque la papauté eut recouvré son autorité et ses prérogatives en matière de défense de l'orthodoxie, la conséquence directe en fut l'accroissement du nombre des idées tenues pour hérétiques.

Les observations qui précèdent nous permettent de comprendre quels étaient les critères qui guidaient la papauté lorsqu'elle tenait certaines opinions pour orthodoxes et d'autres, de contenu presque identique, pour hérétiques. Le plus essentiel de ces critères est incontestablement l'obéissance envers les autorités ecclésiastiques [1]. C'est elle, et non la substance des opinions professées qui décidait — du moins pendant une première période — de l'attitude de la papauté à l'égard des propagateurs de nouveautés. D'ordinaire, donc, une soumission inconditionnelle à Rome permettait aux novateurs de rester fidèles à l'idéologie qu'ils professaient, sans entrer en conflit avec l'Église. En revanche, tout refus d'obéissance déterminait la condamnation des opinions défendues par l'individu rebelle ; celles-ci étaient alors proclamées hérétiques.

Ainsi, la frontière entre l'orthodoxie et l'hérésie était fluctuante. Pendant la période de formation de chacune de ces idéologies, il était possible (le comportement d'Innocent III le confirme) de passer du groupe condamné au groupe toléré par l'Église. C'est pourquoi il serait difficile de parler au sens strict de la naissance d'une hérésie. Chacune d'elles s'est formée lentement, et le processus

1. « Religio namque perimitur, si a meritoria subditi obedientia subtrahatur. Magna quidem paupertas, sed maior integritas ; bonum est obedientia maximum, si custodiatur illaesa. » Bulla « Quorumdam » de Jean XXII, du 7 octobre 1317 (*Bullarium Franciscanum* V, p. 130, n° 289).

de sa fixation doctrinale fut souvent assez long. Le moment crucial, dans l'histoire de chaque hérésie, était celui où ses tenants refusaient toute obéissance aux autorités ecclésiastiques. C'était alors que l'hérésie, coupée du tronc doctrinal de l'Église romaine, commençait à créer son propre enseignement, qui était seulement en partie le fruit des recherches originales des chefs de l'orientation condamnée. Dans une large mesure, en effet, elle empruntait aussi bien au fond doctrinal de mouvements philosophiques connus qu'à celui d'autres hérésies.

L'étude de ces stratifications et de leurs interdépendances est l'objet des recherches de l'historien des idéologies.

Bibliographie

A. — *Sources et recueils de sources*

Pierre ABÉLARD, *Historia Calamitatum*. Éd. J. Monfrin, 2e éd., Paris, 1962, traduction française d'O. GRÉARD. Paris, 1959.

ADAMI PRAEMONSTRATENSIS, *Liber de ordine, habitu et professione canonicorum*. MIGNE, *Patrologia latina*, CXCVIII.

[ALBERICI], *Chronicon Alberici. Recueil des historiens des Gaules et de la France*, XIII.

[ANDREAS], *Vita S. Arialdi auctore Andrea abbate Strumensi*. MGH. SS., XXX².

Annales Einsidlenses. Monumenta Germaniae. Scriptores, III (dans les références qui suivent : MGH. SS.).

Annales Isingrini Maiores. MGH. SS., XVII.

Annales Palidenses. MGH. SS., XVI.

ARNULFI, *Gesta archiepiscoporum Mediolanensium*. MGH. SS., VIII.

AUGUSTINUS, *De duodecim abusionum gradibus*. MIGNE, *Patrologia latina*, XL.

AUGUSTINUS, *In Psalmum CXXIV*. MIGNE, *Patrologia latina*, XXXVI-XXXVII.

[BALDRICUS], *Vita B. Roberti de Arbrissello auctore Baldrico episcopo Dolensi*. MIGNE, *Patrologia latina*, CLXII.

BERNARDI (S.) Abbatis Clarae-Vallensis *Epistolae*. MIGNE, *Patrologia latina*, CLXXXII.

[BERNARD GUI], *E floribus chronicorum seu catalogo Romanorum Pontificum, necnon e chronico Regum Francorum auctore Bernardo Guidonis. Recueil des historiens des Gaules et de la France*, XXI.

BERNARD GUI, *Manuel de l'inquisiteur*. G. MOLLAT (éd.). Paris, 1926.

BERNOLDI, *Chronicon*. MGH. SS., V.

H. BOEHMER, *Analekten zur Geschichte des Franciscus von Assisi*. Tübingen-Leipzig, 1904.

BONAVENTURAE (Doctoris Seraphici S.), *Opera omnia.* Quaracchi, 1891.

BONIZONIS (Episcopi Sutrini), *Liber ad Amicum.* MGH., *Libelli de lite imperatorum et pontificum,* I.

Bullarium Franciscanum, V. Romae, 1898.

Charta Caritatis, Cistercii Statuta antiquissima, auctore Mons. Dr. Joseph TURK. Città del Vaticano, 1948.

DANTE ALIGHIERI, *La divine comédie,* édition établie par Alexandre Masseron. Paris, 1958.

Historia fratris Dulcini Haeresiarchae. L. A. MURATORI, *Rerum Italicarum scriptores...,* IX. Mediolani. 1726.

Additamentum ad historiam fratris Dulcini Haeresiarchae. L. A. MURATORI, *Rerum Italicarum scriptores...* IX. Mediolani, 1726.

Opuscula sancti Patris Francisci Assisiensis. Bibliotheca Franciscana Ascetica Medii Aevi, I. Quaracchi, 1904.

Vita Beati Bernardi auctore GAUFRIDO GROSSO. MIGNE, *Patrolologia latina,* CLXXII.

GERHOHI Praepositi Reichersbergensis *De investigatione antichristi.* MGH. *Libelli de lite imperatorum et pontificum,* III.

Gesta Pontificum Cenomanensium. Recueil des historiens des Gaules et de la France, XII.

GOFFRIDI Abbatis Vindocinensis, *Epistolae.* MIGNE, *Patrologia latina,* CLVII.

Das Register Gregors VII, edidit Erich CASPAR. Berlin, 1920.

Venerabilis GUIBERTI, *De vita sua sive monodiarum libri tres* ; GUIBERT DE NOGENT, *Histoire de sa vie (1053-1124),* publiée par G. BOURGIN. Paris, 1907.

GUIGONIS Carthusiae majoris prioris quinti, *Consuetudines.* MIGNE, *Patrologia latina,* CLIII.

Magistri GUILLIELMI de SANCTO AMORE, *De quantitate eleemosynae quaestio. Opera omnia...* Constantiae, 1632.

Magistri GUILLIELMI de SANCTO AMORE, *Tractatus brevis de periculis novissimorum temporum. Opera omnia...* Constantiae, 1632.

Casus et articuli super quibus accusatus fuit Magister Guillielmus de S. Amore a FF. Praedicatoribus cum responsionibus ad singula. Opera omnia... Constantiae, 1632.

Rescriptum Domini Innocenti Papae contra haereses Petri Abaelardi. MIGNE, *Patrologia latina,* CLXXXII.

JOHANNIS SARISBERIENSIS, *Historia pontificalis.* MGH. SS., XX.

LANDULFI, *Historia Mediolanensis.* MGH. SS., VIII.

MARBODI Redonensis Episcopi, *Epistolae.* MIGNE, *Patrologia latina,* CLXXI.

D. Carl MIRBT, *Quellen zur Geschichte des Papsttums und des Römischen Katholizismus.* Tübingen, 1924.

J. L. MOSHEIM, *De Beghardis et Beguinabus commentarius* ; edidit et locupletavit G. H. MARTINI. Leipzig, 1790.

Vita S. Norberti..., MIGNE, *Patrologia latina,* CLXX.

OTTONIS Frisingensis Episcopi, *Gesta Friderici Imperatoris.* MGH. SS., XX.

J. de PÉTIGNY, « Lettre inédite de Robert d'Arbrissel à la comtesse Ermengarde », *Bibliothèque de l'École des Chartes.* Paris, 1854, 3e série, V, p. 209-235.

August POTTHAST, *Regesta Pontificum Romanorum.* Berolini, 1875.

[SALIMBENE], *Cronica fratris Salimbene de Adam O.M.* MGH. SS., XXXII.

Sainte Bible. — Ancien Testament, Lévitique
« « « « Proverbes
« « « « Psaume XXXIX.

Sainte Bible. — Nouveau Testament, Evangile selon saint Luc.
« « « « Evangile selon saint Matthieu.
« « « « Apocalypse de saint Jean.
« « « « Acte des Apôtres.
« « « « 1ere épître de saint Paul à Timothée.

Statuta Capitulorum Generalium Ordinis Cisterciensis... ; edidit J. M. Canivez. Louvain, 1933.

S. Stephani Grandimontensis *Regula*. Migne, *Patrologia latina*, CCIV.

Tertulliani *Liber de patientia*. Migne, *Patrologia latina*, I.

Thomas de Celano (Fr.), O.F.M., « Vita prima S. Francisci Assisiensis et eiusdem legenda in usum chori » ; edita a PP. Collegii S. Bonaventurae. *Analecta Franciscana*, X. Quaracchi-Florence, 1926-1941.

Thomas de Celano (Fr.), O.F.M., « Vita secunda S. Francisci Assisiensis... », *Analecta Franciscana*, X. Quaracchi-Florence, 1926-1941.

Tractatus de haeresi Pauperum de Lugduno auctore anonymo. E. Martène, U. Durand, *Thesaurus novus anecdotorum*, V.

Burchardi et Cuonradi Uspergensium, *Chronicon*. MGH. SS., XXIII.

Walterus Map, *De nugiis curialium distinctiones quinque*. MGH. SS., XXVII.

B. — *Études et monographies*

Ubald d'Alençon, *Sacrum commercium. Les noces mystiques du bienheureux François d'Assise avec Madame la Pauvreté*. Paris, 1913.

Karl Balthasar, *Geschichte des Armutsstreites im Franziskanerorden bis zum Konzil von Vienne*. Münster in W., 1911.

Arno Borst, *Die Katharer*. Stuttgart, 1953.

N. A. Bortnik, « Mirovozzreniïe Arnołda Brechianskogo », *Srednïie Vieka*. Moscou, 1954.

Theodora Büttner, Ernst Werner, *Circumcellionen und Adamiten. Zwei Formen mittelalterlicher Haeresien*. Berlin, 1959.

Norman Cohn, *The Pursuit of the Millenium*. Cité selon la traduction française publiée sous le titre *Les fanatiques de l'Apocalypse*. Paris, 1962.

Emilio Comba, *Storia de' Valdesi*. Firenze, 1893.

Patrice Cousin, *Précis d'histoire monastique*. Paris, s. d.

Mario Dal Pra, *Amalrico di Bène*. Milano, 1951.

Charles Dereine, *Les chanoines réguliers au diocèse de Liège avant saint Norbert*. Bruxelles, 1952.

Charles Dereine : « Les coutumiers de Saint-Quentin de Beauvais et de Springiersbach », *Revue d'histoire ecclésiastique*, XLIII. Louvain, 1948.

Charles Dereine : « Odon de Tournai et la crise du cénobitisme au xie siècle », *Revue du Moyen Age latin*, IV. Paris. 1948.

Charles Dereine : « Les origines de Prémontré », *Revue d'histoire ecclésiastique*, XLII. Louvain, 1947.

Charles Dereine : « Vie commune, règle de saint Augustin et chanoines réguliers au xie siècle », *Revue d'histoire ecclésiastique*, XLI. Louvain, 1946.

Augustin Fliche, Victor Martin, *Histoire de l'Église*, VII. Paris, 1948.

W. H. C. Frend, *The Donatist Church : a Movement of Protest in Roman North Africa*. Oxford, 1952.

Emile Gebhardt, *L'Italie mystique ; histoire de la renaissance religieuse au Moyen Age*. Paris, 1890.

Friedrich Glaser, *Die Franziskanische Bewegung*. Stuttgart-Berlin, 1903.

Joseph Goetz, « Kritische Beiträge zur Geschichte der Pataria », *Archiv für Kulturgeschichte*, XII. Leipzig-Berlin, 1914.

Walter Goetz, *Die ursprüngliche Ideale des hl. Franz von Assisi*. Étude reproduite dans le recueil du même auteur : *Italien im Mittelalter*, I. Leipzig, 1942.

Ferdinand Gregorovius, *Geschichte der Stadt Rom im Mittelalter*. Stuttgart, 1877.

Herbert GRUNDMANN, *Neue Forschungen über Joachim von Fiore*. Marburg, 1950.

Herbert GRUNDMANN, *Religiöse Bewegungen im Mittelalter*. Hildesheim, 1961 (réédition photomécanique de l'édition de 1935).

Adolf HAUSRATH, *Welterbesserer*. Leipzig, 1895. Cité selon la traduction russe *Srednevekowyje reformatory*. Saint-Pétersbourg, 1900.

Charles Joseph HEFELE, Dom H. LECLERCQ, *Histoire des conciles*. Paris, 1907 et suiv.

Heribert HOLZAPFEL, *Handbuch der Geschichte des Franziskanerordens*. Freiburg im/Br., 1909.

Wladyslaw KNAPINSKI, *Swiety Norbert i jego zakon* (*Saint Norbert et son ordre*). Varsovie, 1884.

Ernst KNOTH, *Ubertino von Casale. Ein Beitrag zur Geschichte der Franziskaner an der Wende des 13. und 14. Jahrhunderts*. Marburg, 1903.

Jean-Berthold MAHN, *L'Ordre cistercien et son gouvernement, des origines au milieu du XIIIe siècle*. Paris, 1951.

Raoul MANSELLI, *Studi sulle eresie del secolo XII*. Roma, 1953.

Ernst W. Mc. DONNELL, *The Beguines and Beghards in medieval Culture with Special Emphasis on the Belgian Scene*. New Brunswick-New Jersey, 1954.

G. G. MEERSSEMAN, E. ADDA : « Pénitents ruraux communautaires en Italie au XIIe siècle », *Revue d'histoire ecclésiastique*, XLIX. Louvain, 1954.

E. de MOREAU, *Histoire de l'Église en Belgique*. Bruxelles, s. d.

Raffaello MORGHEN, *Il cosidetto neo-manicheismo occidentale del secolo XI*. Accademia Nazionale dei Lincei, XII. Convegno « Volta », Roma, 1957.

Raffaello MORGHEN, *Medioevo cristiano*. Bari, 1958.

Karl MÜLLER, *Die Anfänge des Minoritenordens und der Bussbruderschaften*. Freiburg im/Br., 1885.

Gaston PARIS, Leald PANNIER, *La vie de saint Alexis, poème du XIe siècle*... Bibliothèque de l'École des Hautes Études, Sciences philologiques et historiques, VII, Paris, 1872.

C. PELLEGRINI, *I santi Arialdo ed Erlembaldo, storia di Milano nella seconda metà del secolo XI*. Milano, 1897.

J. de PÉTIGNY, « Robert d'Arbrissel et Geoffroi de Vendôme », *Bibliothèque de l'École des Chartes*, 3e série, V. Paris, 1854, p. 1-30.

François PETIT, *La spiritualité des Prémontrés aux XIIe et XIIIe siècles*. Paris, 1947.

M. PRÉVOST, Roman d'Amat, *Dictionnaire de biographie française*, VI. Paris, 1954.

Paschalis ROBINSON, *Quo anno Ordo Fratrum Minorum incepit*. Archivum Franciscanum II, Quaracchi, 1909.

Paul SABATIER, *Vie de saint François d'Assise*. Paris, 1931.

Gustav SCHNÜRER, *Kirche und Kultur im Mittelalter*, I-III, 1924-1928. Cité selon la traduction française *L'Église et la civilisation au Moyen Age*. Paris, 1933-1938.

Gerhard SCHWARTZ : « Die Herkunft der Namens Pataria », *Archiv für Kulturgeschichte*, XII. Leipzig-Berlin, 1916.

V. V. STOKLICKAJA-TEREŠKOVIČ, « Klassovaïa bor'ba v Milanie v XI v. i zarojdenïe milanskoï komuni », *Srednite Vieka*. Moscou, 1954.

Cinzio VIOLANTE, *La Pataria milanese e la riforma ecclesiastica*, I : *Le premesse, 1045-1057*. Roma, 1955.

Cinzio VIOLANTE, *La società milanese nell'età precomunale*. Bari, 1953.

Alessandro VISCONTI, *Storia di Milano*. Milano, 1952.

Giacchino Volpe, *Movimenti religiosi e sette ereticali nella società medievàle italiana*. Firenze, 1961 ; réédition de l'édition de 1922.

Adolf WAAS, *Geschichte der Kreuzzüge*, I. Freiburg, 1956.

Johannes von Walter, *Die ersten Wanderprediger Frankreichs, I : Robert von Arbrissel.* Leipzig, 1903.

Angelus Maria Walz, *Compendium historiae Ordinis Praedicatorum.* Romae, 1930.

Ernst Werner, *Die gesellschaftlichen Grundlagen der Klosterreform im XI. Jahrhundert.* Berlin, 1953.

Ernst Werner, *Pauperes Christi. Studien zu Sozial-Religiösen Bewegungen im Zeitalter des Reformpapsttums.* Leipzig, 1956.

Ernst Werner : « Messianische Bewegungen im Mittelalter », *Zeitschrift für Geschichtswissenschaft,* X. Berlin, 1962.

Index des noms*

* Les noms d'auteurs contemporains sont composés en italique.

Table des matières

Imp. F. BOISSEAU, Rue du Taur, 34 - TOULOUSE (France)
Dépôt légal, 1er trimestre 1970
N° d'éditeur : 68